U0869027

中医经典文库

证 治 针 经

清·郭诚勋 编撰

江一平 姜达歧 戴祖铭 校注

巫君玉 审定

中国中医药出版社

·北 京·

图书在版编目（CIP）数据

证治针经/（清）郭诚勋编撰；江一平等校注．—2 版．—北京：中国中医药出版社，2008.9（2020.7 重印）

（中医经典文库）

ISBN 978－7－80089－521－0

Ⅰ．证…　Ⅱ．①郭…　②江…　Ⅲ．针灸疗法-经验　Ⅳ．R245

中国版本图书馆 CIP 数据核字（96）第 12110 号

中国中医药出版社出版

北京经济技术开发区科创十三街 31 号院二区 8 号楼

邮政编码　100176

传真　64405750

山东百润本色印刷有限公司印刷

各地新华书店经销

*

开本 850×1168　1/32　印张 7.125　字数 150 千字

2008 年 9 月第 2 版　2020 年 7 月第 2 次印刷

书　号　ISBN 978－7－80089－521－0

*

定价　26.00 元

网址　www.cptcm.com

如有质量问题请与本社出版部调换（010　64405510）

版权专有　侵权必究

社长热线　010 64405720

读者服务部电话　010 64065415　010 84042153

书店网址　csln.net/qksd/

《中医经典文库》专家指导委员会

马宝璋　王士贞　王忆勤　王旭东　王庆其
王启才　王国才　王和鸣　王振国　邓中甲
田德禄　朱文峰　孙广仁　严隽陶　严世芸
李赛美　李曰庆　李忠仁　李任先　李　冀
邵冠勇　杨　进　吴富东　张玉珍　张其成
张廷模　张家礼　张登本　汪受传　沈雪勇
陆寿康　陈红风　范永升　林培政　周永学
段逸山　姜良铎　姜建国　施　杞　高学敏
常存库　梁繁荣　曾庆华　熊曼琪

《中医经典文库》编委会

总 主 编　王国辰
副总主编　张年顺　范吉平　吴少祯
　　　　　李占永　华中健　芮立新
策　　划　华中健　张钢钢
学术秘书　刘　喆

《中医经典文库》专家顾问委员会

丁泽民　干祖望　于己百　于致顺　马继兴
王永炎　王自立　王灿辉　王洪图　王雪苔
王绵之　方和谦　邓铁涛　石学敏　史常永
朱进忠　朱良春　朱惠芳　任继学　刘祖贻
刘弼臣　许润三　许建中　汤益明　李今庸
李玉奇　李寿山　李连达　李经纬　杨春波
何炎燊　余瀛鳌　张　琪　张学文　张伯礼
张鸣鹤　张镜人　陆　拯　陈可冀　郁仁存
周仲瑛　尚天裕　柳长华　段富津　夏桂成
晁恩祥　倪珠英　徐景藩　郭子光　唐由之
黄鼎坚　曹洪欣　程莘农　傅　芳　焦树德
谢海洲　裘沛然　路志正　谭新华　樊正伦
颜正华　颜德馨

前　言

中华医药源远流长，中医药理论博大精深，学说纷呈，流派林立，要想真正理解、弄懂、掌握和运用她，博览、熟读历代经典医籍，深入钻研，精思敏悟是必经之路。古往今来，凡是名医大家，无不是在熟读精研古籍名著，继承前人宝贵经验的基础上，厚积薄发、由博返约而成为一代宗师的。

故此，老一辈中医药专家都在各种场合呼吁“要加强经典学习”“经典是基础，传承是关键”。国家有关行政部门也非常重视，在《国家中长期科学和技术发展规划纲要（2006—2020）》中就明确将“中医药传承与创新”确立为中医药领域的优先主题，国家中医药管理局启动了“优秀中医临床人才研修项目”，提出了“读经典，做临床”的口号。我们推出这套《中医经典文库》，也正是为了给广大中医学子阅读中医经典提供一套系统、精良、权威，经得起时代检验的范本，以倡导研读中医经典之风气，引领中医学子读经典、用经典，为提高中医理论和临床水平打牢根基。

本套丛书具有以下特点：①书目权威：丛书书目先由全国中医各学科的学科带头人、一流专家组成的专家指导委员会论证、筛选，然后经专家顾问委员会审核、确定，均为中医各学科学术性强、实用价值高，并被历代医家推崇的代表性著作，具有很强的权威性；②版本精善：在现存版本中精选其中的最善者作为底本，让读者读到最好的版本；③校勘严谨：聘请具有深厚中医药理论功底、熟谙中医古籍文献整理的专家、学者精勘细校，最大限度地还原古籍的真实面貌，确保点校的高质量。

在丛书出版之际，我们由衷地感谢邓铁涛、朱良春、李经纬、余瀛鳌等顾问委员会的著名老中医、老专家，他们不顾年迈，热情指点，让我们真切感受到老一辈中医药工作者对中医药事业的拳拳挚爱之心；我们还要感谢专家指导委员会的各位专家和直接参与点校整理的专家，他们不辞辛苦，兢兢业业，一丝不苟，让我们充分领略到中医专家的学者风范。这些都将激励我们更加努力，不断进取，为中医药事业的发展贡献出更多无愧于时代的好作品。

中国中医药出版社

2007 年 1 月

内容提要

《证治针经》，为清代名医郭诚勋编撰。全书共四卷，约12万字，列76种病证，举凡伤寒温病、内伤杂症、妇科、儿科，以及耳、目、喉、舌诸疾，靡不悉备。书中荟萃名医方论，杂以作者心得，以歌赋体裁写成，极便记诵，实为一部较好的中医入门书。可供初学中医者使用，亦可供中医界临床工作者参考。

校注说明

《证治针经》一书，为清代名医郭诚勋编撰。郭诚勋，字云台，海昌（今浙江海宁）人，生卒年月未详。郭氏治医，不囿于一人之说，一家之学，惟择其善者而从之，故能博采众长，尝谓："医为司命，一己之得失功拙，而千百人之安危生死系之。"生平除潜心探索经典秘旨外，对历代诸名家案论，旁通远绍，取其至精至当者，参以自己毕生经验，融于一炉，于1823年编撰成本书。

本书分四卷，约十一万字，列七十六个病症，举凡内科伤寒时病，内伤杂症，妇科经带胎产，儿科证治心法，以及耳、目、口、舌、鼻、牙、咽喉诸疾，靡不悉备。书中引用书籍达九十多种，历代名医案论七十余人。特别对吴门叶天士所著《临证指南》一书中案论，采述最多，全书有七十处。郭氏认为：该书"随证施治，中正不偏，而其中精理名言，实能发前人所未发。每证案后诸家附论，亦复源源本本，缕析条分"。其对叶氏论医服膺之甚，于此可见。

本书用歌赋体裁编写，谐于声偶，极便后学记诵，不失为一本较好的医学入门书籍。这次，我们加以点注，愿为读是书者参考。

该书传本不多，阅者不广。近来我们喜获本地一老中医“文革”期间劫余之该书木刻本四册，因扉页已撕毁，不知属何种版本，持此与上海中医学院图书馆所藏道光八年得且堂本互为校勘，并将本书中全文加用标点符号，对书中某些比较难懂词语，以及所引用到的书籍、医家，做了一些简要的注释，冀能对读者有所裨益。

对书中原有少数内容，在排列上与体例不合者，做了适当调整；对有些文字，明显属于误刻、误植者，则迳予改正，这些都在注释中加以说明。

本书除大字属正文，小字属夹注外，尚有“眉批”，这次为了便于排版起见，将它也统一改为夹注。外加圆括号，以示区别。

本书所提及的书籍、人名甚多，且多反复贯穿于各篇，我们在注释中，对其所引用书籍，一般均注明系何时何人所著，作者名号，籍贯等；对引用到的医家姓名，也同样介绍其一般生平，包括主要著作等。对其中少数书籍、人名，一时无从查考者，则标明“未详待考”。由于一个医家，有好几个称号；一本书，也有好几个篇章。因此在本书加注时，往往出现有同一人而所引用名字不同，或属于同一书而书名不同者，均在最前出现处做较详注释，以后则注以“见某人或某书注”。

对本书的点校工作，我们虽做了一些主观努力，其间并获得上海中医学院温病教研室张国庆老师的支持与帮助，使这项工作能顺利完成，我们特在此致以衷心的感谢。

但限于我们的水平，其中难免还有不少差错之处，敬希读者批评指正为幸。

校注者

目　录

序

每怪今之谈医者曰：某书宜读也，某家宜宗也。此不知医之言也。夫学必有渊源，业必有传习。德成艺成，固无不然。若同一所学而家数派别，判若疆域，则唯诗文书画之家，乃可分道扬镳，并足不朽，为其得失工拙之数，己自受之，而于人固无与也。然谬种流传，明者诃之，则亦不可不慎择于其间矣。若夫医为司命，一己之得失工拙，而千百人之安危死生系之。是故病万变，药亦万变。活法非可言传，至当唯在恰好。倘惟沾沾焉执一人之说，守一家之学，传者已偏而不举，习者复胶而不化。尚凉泻，则虚寒者蒙祸；惯温补，则实热者罹殃。即不然，而或矫枉者过正，执中者无权，过犹不及，则浅近固非而高深亦左，易观相笑，则彼固已失而此亦未得，其不至盛盛虚虚，而遗人夭殃者几希矣。况乎医之为道，非可悬揣虚拟而得也。讲习久，则会悟始生；阅历多，则识解渐确。读书临证，合则两济，离则两疏，以故明逐晦生，信从疑得。非自壮至老，造堂哜[①]胾[②]，备尝此中甘苦，则童而习之，白首茫然者何限。如是而犹呶呶[③]然号于人曰：予读某书，宗某家者也。可乎？不可乎？

夫由博反约，学道固尔，唯医亦然。然约自博出，不博则所约何物。兹予《证治针经》之辑，固甚约也，而以视一人之说，一家之学，则已博矣。顾此中甘苦之故，予口能言之而身不能践之，则予之所恧[④]焉内愧者也。抑闻之柯韵伯[⑤]先生曰：读书无目，遂至病人无命。痛哉斯言！于今人口耳之学，诚为切中膏肓。顾览予是编者，先具慧眼，博观而约取，变通以尽利，融会贯通，左宜右有，浑然无偏持一说之迹，则技也而进于道矣。是予所厚望也夫。

道光三年癸未仲春月海昌郭诚勋云台甫识

---

① 哜（jì 剂）：《说文》："尝也。"

② 胾（zì 字）：《说文》："大脔也。"大块的肉。

③ 呶呶：（náo 挠）：多言。

④ 恧（nǜ）：惭愧。

⑤ 柯韵伯：清医家，名琴，号似峰，浙江慈溪人，后迁居江苏常熟。撰《伤寒论注》《伤寒论翼》《伤寒附翼》三书合刊，称《伤寒来苏集》。

小　序[①]

谈医者之有赋也，伤寒为多而杂症独少，岂岐黄之旨，浩如烟海，拘于声偶，则语焉不详，固博雅者所弗尚欤！然集腋成裘，珠联璧合，备忘便读，两刊俱存，为中人计亦良得也。

勋识渐窥脏，才愧赋棋，不揣暗劣，取素所服膺，朝夕寻玩者，如吴门叶氏《临证指南》[②] 及诸名家案论，采辑融贯，使句整辞谐，悉便记诵。书介博约之间，旨萃心传之要，词虽戋[③]陋，有苦心焉。

集既成，阅三月，忽得钱塘董氏西园《医级便

---

① 小序：此文原在“杂证要旨总赋”前，今从体例移此。

② 吴门叶氏《临证指南》：叶氏，指叶桂，清著名医学家，字天士，号香岩，别号南阳先生，又号上津老人。祖籍安徽歙县，后迁吴县（今属江苏）。著有《温热论》（又名《温证论治》）、《三时伏气外感篇》，由门人整理《临证指南医案》《未刻本叶氏医案》《叶案存真》等。

③ 戋（jiān 煎）：浅小狭少意。

读》[1] 一书，与拙著体制大同小异，既喜先得我心，复叹感召非偶。因摘其尤粹且要者，续附于后，自利利他，或传或否，则并听之适然之数而已！

辛巳孟秋上澣[2]诚勋又识

① 董氏西园《医级便读》：董西园，清医家，字魏如，浙江杭州人。纂成《医级宝鉴》（一作《医级》），另著有《治痞全书》等。

② 辛巳孟秋上澣（huàn 换）：系道光元年（1821 年）7 月上旬。

例　　言

一、伤寒以仲景先师为斗极，后贤作述相继，诚不无离合参半。然古今异宜，五方殊质，又虚人老弱，及三时感冒之证，实有不可局守一法者。况药石唯求已疾，苟如其法而足以中病，即皆仲景之功臣也，又何离合之有。故继“伤寒便读”而复著“心法”一篇云。

一、“杂证要旨总赋”一篇，第就案头日所检阅之书而撮其精要，故随摘随编，都无伦次，且多挂漏，以各证自有分门，故不复多及。

一、古今医籍充栋，尽多名论，而凉泻温补两家，率皆入主出奴。夫病变不齐，人命至重，非如行文者可不论何题，而但以我法驭之也。近惟吴门叶天士先生，天人并到，独步一时。岫云华氏[①]所辑《临证指南》一书，随证施治，中正不偏，而其中精理名言，实能发前人所未发，每症案后诸家附论，

---

① 岫云华氏：清医家，字南田，江苏无锡人。慕叶天士，辑《临证指南医案》十卷。

亦复源源本本，缕析条分，且多约句成章，简捷可诵。因遂据以为本，僭加融贯，后复博采诸名家案论以足之，但求发明曲尽，不嫌先后错陈。

一、每引叶氏《指南》案论毕后，下注云："仿"者，或仿其辞，或仿其意，而变通其文以谐声偶也。云"约"者，以原文或错落不齐，不便仍袭，第约其大旨而锻炼成章也。其附论姓氏不备注，以本无掠美之意，不必斤斤详列也。

一、前明周慎斋《遗书》[①]，及国朝吴克轩《名医类案续编》[②]，并未有刻本，又孔以立《医门普度》[③] 论温疫、痢疾二证，极有发明，虽有刻本，而书肆罕觏，皆偶从借读得之，向曾节抄其要略，兹复摘入是编，以广多识。

一、通天地人之为儒，医固儒者所当知也。然非专门名家，而仅涉猎数种医书，一知半解，食而不化，偶遇骨肉或戚友间，抱痾危险，未悉病情真谛，而率尔代庖，或从旁掣肘，皆足误事，是集脉

---

① 周慎斋《遗书》："斋"原本误作"齐"。周慎斋，明医学家，名之干，宛陵（今安徽宣城）人。著《周慎斋三书》《脉法解》等。《慎斋遗书》，为门人整理而成。

② 吴克轩《名医类案续编》：存疑待考。

③ 孔以立《医门普度》：孔以立，清代医家，字毓礼，黎川人。《医门普度》全称《医门普度温疫论》，是孔氏等据吴又可《温疫论》加评而成。孔氏还辑有《痢疾论》。

因证治，更互发明，补泻寒温，唯变所适，不独可破专门胶柱之弊，亦足惩旁观越俎之愆。

一、医学之宜多读书也，墨守一编，则见闻不广；博览众籍，则悉记为难。欲其搜采略该，而又檃括简要，则是集固已兼之，而且口诵既免于聱牙，心惟复便于默证，谅识者自不尘土视之也。惟是草创简率，所述诸书，大半未及详疏，好学深思者，必能博考原文，而且溯流寻源，上窥《灵》《素》《甲乙》《金匮玉函》之秘，则是编直弁髦也夫。

一、医本仁术，而小心放胆，则又必合知勇而兼之。虽云小道，非上哲不能为也。勋家世业悬壶，自有唐来肇世廿四，历年八百，迨勋早弃举业、殚精毕虑，已历年所，爰于昕夕搜讨之余，辑为是编，悉本前人，不参末议，惧妄作也。第家虽少有藏书，取裁犹狭，未敢云既醇且备，唯愿后之聪明仁爱宏通博雅之彦，不鄙愚陋，取是书而益广之，使众美毕臻，斟酌至当，曲尽扶颠持危之能事，则感且不朽。

卷　一

伤寒心法

仲景先师《伤寒论》，愚既著《便读》矣，顾后贤辈出，各有发明，亦未可例之自桧以下①也。爰撮其要旨，辑为骈辞，既便省览，亦备遗忘，鄙琐之诮，所不敢辞，犹前志云尔。

癸未季春志

上　篇

伤寒大要，莫如救阴。三阳皆有头疼，太阴亦能发渴。戴氏曰：有阳明不甚渴，阴症反大渴者，不可不知。《伤

---

① 自桧以下：（桧亦作“郐”kuāi）语出《左传》，大意是指降而愈下，就不值评谈。

寒准绳》①。阳邪脉伏，禁用寒凉宜升散；阴病厥逆神清，不同热厥。热厥必神昏。《伤寒大白》②。（阴病厥逆，亦有神昏者。见罗谦甫③治伤寒脉结，心悸症医案。）太阳亦有谵语，由汗多而神昏；少阴间或头疼，必足寒而气逆。痰气不得降而痛。东垣。④ 阳证阴脉兮，胸闷腹胀者，疏利无妨；杏、朴、陈、枳、苏子、山楂之属。李士材⑤案。脉数右空兮，热甚中满者，寒凉亦得。三黄汤加滑石。金少游⑥案。热邪失下势如焚，发散误于初起；热毒发颐，乃湿土之邪，初起失于攻

---

① 《伤寒准绳》：又名《伤寒证治准绳》，为明·王肯堂所编的《六科证治准绳》之一。王肯堂，字宇泰，号损庵，自号念西居士。金坛（今江苏金坛）人。还著有《郁冈斋笔麈》，辑《古今医统正脉全书》等。

② 《伤寒大白》：清·秦之桢撰。秦之桢，字皇士，一字思烜，云间（今上海市松江）人。

③ 罗谦甫：元医学家，名天益，真定（今河北正定）人。从李东垣学，撰《卫生宝鉴》《内经类编》等。

④ 东垣：金元时著名医学家，姓李，名杲，字明之，晚号东垣老人，真定（今河北正定）人。撰有《内外伤辨惑论》《脾胃论》《伤寒会要》《兰室秘藏》等。

⑤ 李士材：名中梓、号念莪，明末清初医学家，南汇（今上海市）人。著有《内经知要》《医宗必读》《伤寒括要》《士材三书》（包括《诊家正眼》《病机沙篆》《本草通玄》等）。

⑥ 金少游：不明待考。

下，概用发散，引邪泛滥所致。张石顽①案。脉细如蛛丝舌焦黑阴欲竭，地连佐以将军。生地黄连汤去芩、防，加麦冬、人中黄、酒大黄。另以生地一两，酒浸捣汁和服。同上。证如少阳，须辨病由伏气；邪自少阳发出，故耳聋胁痛，当用白虎汗解。误用柴、葛、桂枝，以致汗多神昏。同上。下后脉浮去而数仍在，应知邪独留于营。若大便六七日不行，血不得泄，必蓄于下焦而为瘀。陆养愚②案。下证具而吐药喜食饮，苏叶藿香薄荷先与；三味俱用嫩者捣汁，和井水与饮而吐止，继用下剂。陆肖愚案。尺脉动而不眠头痛晚发病，黄连鸡子汤如神。金少游案。胸腹满面黄如金色，勿疑是疸；脉浮虚，不可下，用小陷胸而愈。孙兆③《口诀》。筋惕肉瞤，须辨多因。或因发汗太过，或由素禀血弱，或有燥矢当下，或虚烦有热。《准绳》吴氏。脉伏不属阴寒，验之身热；邪入阳明，神昏脉伏，肌热灼指，此发斑之候。吕沧洲④案。肢冷半多热厥，别在头疼。罗谦甫案。疹红有粒属手太

---

① 张石顽：清初医学家，名璐，字路玉，晚号石顽老人，长洲（今江苏苏州）人。撰《伤寒缵论》《伤寒绪论》《诊宗三昧》《张氏医通》等。

② 陆养愚：明医家，名嶽，乌程（今浙江吴兴）人。著《红炉点雪》。子桂（字肖愚）、孙士龙（字祖愚），皆能医。士龙辑祖、父及己所得之效验，汇成《陆氏三世医验》（一名《习医钤法》）。

③ 孙兆：宋医家，卫州（今河南汲县）人。名医孙用和次子，与兄孙奇皆登进士第，均以医闻名。著有《伤寒方》《伤寒脉诀》等。

④ 吕沧洲：元末明初医学家，名复，字元膺，晚号沧洲翁。其先河东（今山西太原），后迁鄞县（今浙江宁波）。撰有《内经或向》《灵枢经脉笺》《长沙论伤寒十释》《四时燮理方》等。

阴勿升阳，甘草桔梗、黄芩防风薄荷蝉蜕；鼻衄发斑属足阳明忌凉血，用黄芩则斑不得越，而躁扰跳掷。葛根紫草及甘草陈皮。李士材案。表未透则邪伏心胞络，必昏冒而独语；《伤寒五法》①。口既干斯热归胃府，亟清解以存津。热甚者，白虎加芩、连、柴、葛。《伤寒心法》②。躁不得眠，有虚烦或下后，或瘥后亦有实热；必大热干呕，呻吟错语。《五法》饥不能食，属厥阳亦属阳明。柯氏《伤寒论注》。风湿中湿分，二便之秘风湿通中湿可别；阴厥阳厥兮，冷水之欲恶堪凭。《五法》。且夫大渴非无寒症；王海藏③治秦二母案。衄血亦有格阳。景岳《伤寒典》④。便溏泄泻甫止脉偏沉，缓攻自可；汗出虽多表未解，再汗何妨。《大白》。蚊迹莫认为发斑，更有无根虚火；郑声不同于独语，还

---

① 《伤寒五法》：书有二，一为明医家石楷著。石楷，浙江海盐人。尚有《证治百问》《新方八法》行世。一为明医学家陈长卿著，由胡正心辑入《十竹斋袖珍本医书》。此处可能系前者。

② 《伤寒心法》：清医家戚赞著。戚赞，字圣俞，江苏江阴人。

③ 王海藏：金元著名医药学家，名好古，字进之，赵州（今河北赵县）人。著述甚富，有《医垒元戎》《阴症略例》《汤液本草》《伤寒辨惑论》等。

④ 景岳《伤寒典》：景岳，姓张，名介宾，字会卿，明著名医学家。会稽（今浙江绍兴）人。编撰《类经》《类经图翼》《类经附翼》《景岳全书》等，《伤寒典》为《景岳全书》内容之一。

闻挟血如狂。《全生集》①。坏症之例惟三，汗下温清并格；腹痛之因有四，寒热血积为殃。《大白》。无热狂言，五苓散可以探吐；合目即汗胆经火旺，清胆汤柴胡、黄芩、竹茹、厚朴、陈皮、甘草应是良方。同上。畏寒身热欲得近衣，手臂不能袒露脉鼓击而大舌白而燥唇焦，宜生脉散加归、芍、知母。勿妄表而投柴葛；陆肖愚案。久病中虚形脉脱，上气形脱，脉重按全无。宜停药中气追尽，不复能胜药力而进甘香。煮鸭闻香，徐啜其汁，下结矢②而愈。张石顽案。衄且烦而吐水渴饮而吐，五苓不愈或逊于竹叶石膏汤；《摘要》③。邪在经而鼻衄数日不止，症脉皆属表症，由误服凉药所致，越婢汤较稳于麻黄汤。张石顽案。蓄血之候多端，何庸悉具；凡见眼闭目红，神昏语短，眩冒健忘，烦躁漱水，惊狂谵语，背冷足寒，胸腹急满，大便黑，小便数，皆瘀血症也，不必悉具。《摘要》。动气之禁不一，贵在周详。同上详原集。阴中伏阳兮，寒热俱碍；其症头疼身温，烦躁背冷，六脉沉伏，用破阴丹而愈。许学士④案。

---

① 《全生集》：全名《伤寒全生集》，由明医家陶华著。陶华，字尚文，号节庵，余杭（今浙江）人。还著有《伤寒六书》《伤寒点点金书》等。

② 矢：原本作“失”，今改。

③ 《摘要》：指《伤寒摘要》。一为清医家高汝昆著，高字峻甫，山东章丘人。一为清医家谢鹤著，谢字披云，娄县（今上海市松江）人。

④ 许学士：南宋医学家，名叔微，字知可，真州白沙（今江苏仪征）人。绍兴二年（1132）进士，曾任集贤学士，人称“许学士”。著《伤寒百证歌》《伤寒发微论》《伤寒九十论》《类证普济本事方》等。

目开声哑兮，多眠神昏，肢强脉微，狐惑症也，宜先豁痰。姜汁、竹沥先尝。继用参、术、归、陈加姜沥而愈。同上。下后结胸，理中汤加枳实亦效；此乃下后虚逆，气已不理，而毒复上攻，不可更下。《西塘感症》①。有升无降，滋肾丸治鼻衄殊良。此于胃气未虚的系热邪者为宜。同上。发斑谵语者宜清，脉沉细肌表虽热，按之须臾冷透如冰而理中汤丸并用可与；许学士案。循衣撮空者当补，治数人皆用大补而愈。余症实便秘潮热，直视喘急，用小承气而渐愈而承气何伤。同上。先渴却呕者，大半夏；先呕却渴者，猪苓汤。《西塘感症》。下利因自表邪，仍宜外解；三阳挟热下利，头痛身痛，寒热脉大，此症若不先散表邪，遽用清里，则表邪内缩，不死不休。胸满胸前饱闷固禁收补，宜消宜散。尤戒寒凉。若一见胸满，即兼烦躁谵语等症，宜察食滞痰凝，慎勿误投凉剂攻下。《大白》。阴中有阳兮，脉沉亦宜解表；柯氏《伤寒翼论》。虚中有实兮，脉弱亦可通肠。蒋仲芳②案。详见《医宗说约》。肝热乘肺而撮空，叉手冒胸，寻衣摸床，谵语昏沉，小便利者可治，禁用风药。升阳散火汤当用；人参、当归、柴胡、白术、黄芩、白术、甘草、麦冬、茯神、陈皮，入金器煎。心火逼肺金而睡中独语，一二句，或神昏不语，目赤唇焦舌干不饮水，形如醉人，无寒热硬满便秘等症，此热传

---

① 《西塘感症》：清·董废翁著。被辑入清·杨乘六《医宗已任编》内。

② 蒋仲芳：明末清初医家，名示吉，号自了汉，古吴（今江苏苏州）人。撰有《医宗说约》《望色启微》等。

手少阴，名越经症。导赤各半汤能匡。黄连、黄芩、山栀、知母、滑石、甘草、犀角、茯苓、人参、麦冬，加灯芯、龙眼。《全生集》。痉别阴阳，合而闭目口中和，脉沉细为阴；仰面开目口燥渴，脉浮数为阳。阳可治而阴难力挽；喘分表里，心腹惡①无汗为邪在表，心腹满有汗则为邪在里。表宜汗而里必内攘。同上。咳嗽生痰，草须金沸草散；手足挛搐，根用牛蒡根散。四逆躁烦名脏厥，二阳合病脉忌弦长。不吐懊侬，郁闷如故；不利小便，如狂勿康。并《伤寒赋》②。大热渴烦，可清可温异治；太阴病干呕，胸中大热；发渴引饮，脉沉细紧，此阴盛格阳，服桂、附、姜、乌等药而愈。许学士案。谵语有实有虚脐痛实者燥矢满痛，虚者欲后水亏。当下当补殊商。汪石山③案。痞积腹中，动气可虑；饥不欲食，蛔厥须防。《伤寒赋》。阳毒热极坏伤寒，发斑、烦躁、大渴、面赤目胀、身痛、狂走，或六七日未得汗，热在胸中，口噤不能言，精魂已竭，心下才暖者。黑奴丸回生可冀；拨开其口灌之，下咽即苏。老弱虚人当下证，黄龙汤起死堪望。大承气汤加人参、当归、甘草，虚者去芒硝。并《全生集》。渴不消水舌苔黄，或下唇④焦，亦有食滞已久，蒸酿发热而消水者。夹食表邪须并理；欲散表邪，必赖胃

---

① 惡：此字疑为“耎”，即“软”字。

② 《伤寒赋》：疑即宋·许叔微撰之《伤寒百证歌》。

③ 汪石山：明代医学家，名机，字省之，安徽祁门人。撰有《医学原理》《伤寒选录》《医读》《运气易览》等。

④ 唇：原本误作“辰”，今从文义改。

阳敷布，宜保和散合升阳解表汤。食滞中焦小便黄赤，用凉药反不清，用辛温香燥而反清利。温中导滞恰相当。《伤寒大白》。病合温经，须防真热假寒之变；如表邪恶寒，挟热下利，热深厥深，阴邪脉伏，或夏秋暑泻，身冷脉伏等症。证应和解，或循先表后里之常。和解之药，辛散寒凉各半，辛则碍里，寒则碍表，即半表半里之症，仲景未尝概以和解施治。同上。气逆则当汗当攻，何堪孟浪；厥阴客热上冲，大柴胡汤下之；亦有属虚羸少气者，汗下并禁。余详原集。短气分在表在里，颇费酌量。在表者，心腹濡满，宜甘附汤、桂枝汤；在里者，心腹胀满，宜下之，承气汤。《全生集》。少腹不坚，芒硝勿入；血家或嗽，参桂非臧①。以肺热故也。《广笔记》②。脉症俱实而似虚，禁人参何须眩乱；阳经未汗而发呃，用白虎汤奚事徬徨。病属阳明，热邪传里，故身凉发哕，未经汗下，邪何从而出，用人参白虎汤立起。缪仲淳案。又闻热得风而益炽，阴被劫而速亡。此言粗工误用汗下之弊。《己任编》③。阴盛格阳，参附理中汤必用；下虚发喘，右归饮都气丸无忘。同上。阳邪内灼下利壮热，舌黑而燥脉无阴，洪数鼓指。骤下则毒留而阴绝，

---

① 臧（zāng）：善也。非臧，即不宜。

② 《广笔记》：全称《先醒斋医学广笔记》，为明医学家缪仲淳著。缪氏名希雍，号慕台，江苏常熟人，侨居浙江绍兴，后迁江苏金坛终老。还著有《神农本草经疏》等。

③ 《己任编》：全名《医宗己任编》，包括高鼓峰《四明心法》《四明医案》，吕用晦《东庄医案》，董废翁《西塘感症》四种，为清·杨乘六辑。

此症当先补后下急升宜先救阴，而后扶阳俱卤莽；《东庄案》①。心火外浮热自发，无头痛项强吞酸等症，而发热不止，此必劳倦之后，或用心过度，而心火散溢于外也。寒凉发表总荒唐。详王损庵《笔麈》②。热入血室因发狂欲杀人，先进儿童之便；继与凉血清瘀安神之剂而瘥。解后便红下血不止由失汗，莫开痢药之囊。用地榆、麦冬、知母、竹叶而愈。缪仲淳案。妇女伤寒，值月信行而禁汗；《五法》。小儿感症，作惊风治而多殇。详《己任编》及《寓意草》③。若乃温暑勿求止汗，柯氏云：治温暑之法，当与汗俱出，而不得止其汗。脉迟亦有可攻。详《伤寒论》阳明症条。病发太④阳，已有呕逆，汗出过甚，亦致耳聋。柯氏。血液耗散而神不安，独参汤止虚烦躁；注云：力艰者，当归补血汤可代。《西塘感症》。心下满而头有汗，小半夏汤医水结胸。孙兆案。痰积头疼，必兼恶心饱闷。须仗平胃散陈二陈汤、白豆蔻莱菔子、石菖蒲；《大白》。太阳身痛，宜资羌活独活苏梗、木通。同上。汗后不食且

① 《东庄案》：即《东庄医案》。由明末清初吕留良著。吕留良，初名光轮，字用晦，又字庄生，晚号东庄。崇德（今浙江桐乡）人。

② 王损庵《笔麈》：即明·王肯堂所著《郁冈斋笔麈》。又《笔麈》，原本误作《笔尘》，今改，下同。

③ 《寓意草》：由明末清初著名医学家喻昌著。喻昌，字嘉言，晚号西昌老人，新建（今江西南昌）人，后侨居江苏常熟。另著有《医门法律》《尚论篇》《伤寒抉疑》等。

④ 太：原本作“大”，系形近之误，故改。

狂言，毋[1]轻言治；太阳无脉未解表，勿遽云凶。详《伤寒摘要》。内伤而左脉浮弦，虚阳扰于肤腠；外感而右手盛满，痰气滞于中宫。《己任编》。大热错语呻吟干呕者，黄连解毒汤；脉迟热多寒少血弱者，黄芪建中汤。《伤寒赋》。戴阳则两颊微赪[2]而游移无定；中暑则满面皆赤而紫胀通红。《己任编》。阳明多呕而渴烦，二陈葛根为戒例；不呕吐，而解表，用葛根汤。今吐甚是阳明之气逆升也，葛根升散，故不宜用。又渴甚而呕，乃邪火上升，故忌半夏。呕家忌甘，故不用甘草。此症用白虎汤加麦冬、竹叶而瘥。缪仲淳案。津液未回而便秘，麦冬蔗汁有奇功。此与喻氏论热病瘥后，宜生津液同旨。同上。脉与证违，谁识虚微为实候；钱氏曰：今之发斑者，每见轻软细数无伦之脉，而其实则口燥唇焦，发热谵语，乃脉不应症之病也。《伤寒溯源集》[3]。病从口入，漫嗤消导是粗工。秦氏著《伤寒大白》，于六法外，特补消导一门，未为无见，故是篇亦间采之。论详原集。

下　　篇

若夫两感凶防六日，阴阳毒虑七朝。《伤寒赋》。

---

① 毋：原本作“母”，系形近之误，今改，下同。

② 赪（chēng 撑）：古代指红色。

③ 《伤寒溯源集》：为清·钱潢著，钱氏字天来，虞山（江苏常熟）人。原本误作《伤寒溯洄集》，故改。

（《医级》① 升麻鳖甲汤注云：阴阳二毒俱咽喉痛，先用咽喉科劫痰方治之，全活甚众。方见杂症。）热灼阴精，不速逐须防胃烂而发斑；阳邪炽甚，虽久泄可用石膏。此症大热燥渴，脉洪大而数，因其疹后泄已八年，石膏止用一两，病初不减，后加至二两，数剂而愈，另治其泄亦痊。《广笔记》。脉弱斑迟，人参辅乎升麻葛根汤；汗多败症，熟地加入逍遥散。《西塘感症》。柴胡四物或桂枝，余热清于每夜；《伤寒》柯氏注。桃仁承气加桂附，偻废治乎两腰。《寓意草》。手足汗，非无寒症；蕴热则烦躁谵语，挟寒则水谷不分，治法各异。身体痛，亦有阳邪。谓阳毒身痛。《摘要》。阳毒身黄，亦多蛔厥；详《准绳》戴氏。刚痉柔痉，必咬颊车。《伤寒赋》。不呕汗无，渴饮者葛根可用；谓阳明经病。阳明鼻衄，凉血中干葛、荆芥须加。《广笔记》。不得眠，皆为热症，瘥后当别阴阳；面赤色，固系表邪，里症亦宜下夺。详《摘要》。调温毒，可用黑膏；散赤斑，须行紫雪丹。《伤寒赋》。协热下利，六一散调以黄连；煎汤，如心下痞者加栝蒌。合病三阳，醋鳖甲同乎百合。三阳合病，脉大上关上，但欲睡眠，合目则汗，用醋②炙鳖甲为君，麦冬、白芍、知母、栝蒌根、竹叶、甘草。《广笔记》。斑毒虑胃阳之被遏，偏宜和胃透肌；升麻葛根汤，又清胃散加山楂、砂仁。详后发斑条。足冷知表邪之未伸，必用柴胡防风二羌独活。《大白》。（足冷之故多矣，此条未该，不可概

---

① 《医级》：即董西园之《医级宝鉴》。

② 醋：原本误作“错”，今从文义改。

执。）狂走半属虚邪，王海藏治一人伤寒狂走不能制，脉虚数，用补剂而愈。又《广笔记》载：一人登屋奔走几月余，先下后补而痊。咬牙口噤本乎里热。《五法》。又如阳病足寒，上身必热；热厥肢冷，指爪自温。《准绳》戴氏。痰凝食滞每类结胸，治用保和散平胃散；阴阳皆有盗汗，方分表里滋清。三阳盗汗，皆热邪未尽；三阴盗汗，皆热伏血分，不独少阳也。并详《伤寒大白》。病后暮烦，每至申酉①微有潮热，名日暮微烦。余热宜芩、连、栀、豉等与阴虚异证；应时潮热，表邪或内火两因。三阳皆有潮热，不独阳明为然。若积热痰火内伏为患而潮热，必或呕、或胀、或作痛。详《大白》。冬温咽痛而声喑，猪肤汤可啜；张石顽案。汗下伤津而体振齿击，羊肉汁宜烹。服一升，战止，汗大出而愈。蒋仲宾案。病愈目眦黄，睛黄者发黄之渐；病重目直视，稍动者痰饮之停。《伤寒赋》。风湿火痰，常兼头痛；上焦蓄血，亦见身疼。《大白》。尔其实热狂烦，浮脉何妨权下；寒邪深重，表症亦或多眠。《五法》。伤暑食而腹夹阴，枳实理中合小承气；病蓄血而兼狐惑，犀角地黄汤佐乌梅黄连。壮热昏愦，喜忘如狂，直视不眠，唇反齿腐。张石顽案。心栗为正不胜邪，倦卧而渐成厥逆；身战乃邪不胜正，汗出而预报安痊。瘛疭者，风热及痰饮；漱水者，血症与阴寒。头摇属风，有痛宜察；心悸停水，气虚亦然。并《伤寒赋》。便秘而人迎盛

① 申酉：指傍晚三至七时。

者勿攻；妇人左关脉浮紧者，不可下，当发其汗以救血室。头痛而寸脉大者可吐。《摘要》。阴盛格阳而吐水，治以白通。《己任编》注。蛔厥逆冷而昏迷，熏以烧醋。《易简》①。乍冷乍热，知唇面之假寒；若阴症必不能乍热。《名医类案》②。半阴半阳，赖温清之迭佐。详《寓意草》。坚肾水天花粉而利小便，并止渴之良方；详《准绳》戴氏。和营卫而通津液，小柴胡和建中汤各半。疗汗后身和之谵语。《西塘感症》。热厥昏躁脉沉微细欲绝，解毒黄连解毒汤兼投凉膈散；《己任编》。往来寒热脉洪大，心烦里有实热宜用大柴胡汤。本许案。背恶寒，分肾阳卫阳之伤，问其渴否；伤肾阳者口中和，伤卫阳者口燥渴。沈氏《伤寒读》③。便脓血，察少阴但欲寐厥阴不欲寐之别，询以寐无。同上。鼻衄红汗名，动阴血为下厥上竭之禁；多眠神复兆，向壁卧有阴寒之虞。《伤寒赋》。各经皆有项强，非太阳阳明二条可尽。痰食凝滞并能为祟；食滞胃家，外冒寒邪，生冷抑遏亦多谵语，肺热上焦热甚，则神昏而谵，宜加减凉膈散又复殊途。《大白》。鼻

---

① 《易简》：即《易简方》，由南宋医家王硕著。王硕，字德肤，永嘉（今浙江温州）人。学医于陈无择。其书流传甚广，有多种续编增补本。

② 《名医类案》：为明医家江瓘辑。江瓘，字廷莹，安徽歙县人。原本误作《明医类案》，今据后文“杂证要旨”条改。

③ 《伤寒读》：全称《伤寒杂病论读》，系清医家沈又彭辑。沈氏字尧峰，浙江嘉善人，还辑有《医经读》《女科读》《治杂病读》《沈氏女科辑要》等。

干目痛属阳盛阴虚，当滋阴清火，而反发阳明之汗非其治也；柯氏《伤寒》注。口燥咽干为少阴下症，有表证亦可攻乎？《溯洄集》。阳毒则狂斑烦乱，救以大青升麻；阳毒升麻汤、青黛一物汤。阴毒则厥逆唇青，挽以正阳甘草汤。又四逆汤。《五法》。食滞痰凝而躁烦谵语，虽胸满慎勿轻攻；身热足冷而呕烦表证，纵脉沉但当解表。《大白》。苍术败毒散治湿淫，本作毒。下血偏宜；苏梗木通疗胁痛，发斑并妙。同上。止虚谵，当归补血汤为良；力艰者可代人参。平热烦，温胆汤治虚烦有饮清心莲子饮亦好。治心中蕴热而烦。《西塘感症》。无下症而邪结，大陷胸汤岂可轻投；兼发热以恶寒，此太阳表症，邪正分争，表邪未越，表邪未彻也。小柴胡汤未为定法。时寒时热，宜羌活、柴胡、葛根并用。胸满者加厚朴、半夏、陈皮；喘咳者加枳壳、桔梗、桑皮等。《大白》。解表升阳解表汤与保和散并进，乃夹食之神丹；莱菔汁和竹沥同冲，入保和散。亦回生之妙药。不独能消痰食，且燥火闭郁，非此不清。平淡切病，常能起死回生。同上。至若腹痛辨乎寒热，热则时作而寒必无休；体痛介乎阴阳，阳则烦疼而阴如杖挞。《五法》赋。蓄血之候，见症非一，或胸胁脐腹，间有偏疼；或扬手掷足昏沉，具诸大实。《准绳》头汗何因，阳经攸系，瘀血发黄，少阳水气，若谵语之或兼，血热自宜攻利。《五法》。（虚人劳倦发疟，亦有汗止头额者，服八珍加桂枝、柴胡、附子而汗出周身。可见头汗之因，尚不止此四症也。）咽痛之由，亦有数症，少阴则便秘而躁烦；亡阳则汗流以脉紧；下利四逆，寒邪格阳；吐血发狂，阳毒为青。吐血由乎失汗，热邪迫而妄行，桃仁承气为重，犀角地黄为轻。衄血来点滴，解表微斟；成流不滞，勿药而宁。并同上。又若口渴一症，莫甚阳明，以有汗与无汗，分在表无汗与在经有汗，经宜白虎，表利葛根。俱汤名。又有唇焦口臭，烦热昏沉，渴不消水，斑毒内蒸，宜投升麻葛根汤，伏热斯清，若积热酿于厚味，当升麻清胃散以涤膻腥。并《大白》。胁痛系在少阳，胁刺伤寒最酷，治法如何，宣通经络。更闻木火刑金，先胁痛而后咳嗽。或有金邪入木，先咳嗽而后胁痛。无咳而左疼者，木自先伤；兼嗽而右痛者，金先不肃。凭脉左右分因。仿兹求索。不语之故，抑又何耶？即俗所称噤口伤寒，有其症，无其书。内伤之候有三，舌强神昏兼口噤；外感之因凡五，寒凝食滞或斑痧。一、寒凉抑遏表邪。二、失下窍壅，里热昏沉。三、寒凉饮食，凝结中焦。四、寒凉抑遏，痰迷不语。五、时疫斑痧，毒气内闭，神昏不语。发斑之候，细察毋差，身热足冷，或咳或哇[①]，呕吐，或心热吐蛔而呻吟似躁，或耳聋目合而静卧不哗；暨脉伏或细软，或数促面青而吸促，并斑疹欲出之萌芽。此条略参诊验。化斑或宜消导，勿用苦寒为佳。谓痰凝食滞之症。倘但发胸面阳明之邪已能达而背无，太阳之邪未能透。败毒散优于升

---

① 哇（wā）：象声词。《广雅》：“哇，吐也。”

葛；若误食荤腥而毒伏，此症最重。清胃散去当归、加木通、甘草佐以山楂。阴厥治分二症，一用四逆汤、吴茱萸汤等，治气分火虚厥冷而一用归茱；当归四逆汤治血分冒寒手足冷，内有久寒者加生姜、吴茱萸。阳厥法立三条，或宜平治而或宜凉祛。一阴经阳厥用四逆散；一阳经阳厥用凉膈、白虎、黄连解毒等汤；一初起表汗不出，表邪内伏之厥冷，用升阳散火汤、羌活败毒散。另有夹食夹痰之交滞，又或夹气，升降不通，胃阳不得四布，亦令人手足厥冷。切宜疏导以安舒。导痰汤、保和散再加开豁之药。右并详《大白》。至于治两感之大要，在急救乎少阴；救里迫于直中，解表切乎传经。详《五法》。遗毒发颐，透解清凉或大补；余热作嗽，凉血壮水及清金。详《西塘感症》。况夫旷日持久，变症斯张，前热未除寒复感，温疟仍用少阳方。小柴胡汤。汗吐下后病不痊，坏症方投鳖甲饮；行住坐卧俱不定，百合病须求百合汤。《伤寒赋》。

附：摘《医级》伤寒条辨要略文繁者僭易数字，与拙集词异义同者不复采录。

第一条　论潮热①

汗出愈热者内火，连柏丹栀；夜倍热者伤阴，保阴煎，生地、熟地、白芍、山药、续断、黄芩、黄柏、栀子、丹

---

① 第一条论潮热：原本无此条目，尾注有“右论潮热”四字，今据文体补。

皮、甘草蒿青蒿、知母。潮热不食者腑侯[①]，潮热能食者经邪。症已瘥而午后复烦，肠胃之余邪候解；热已裒[②]而黄昏复炽，三阴之余热宜清。伤寒潮热者，肠滞未清；杂症潮热者，火游莫敛。

第二条　论恶风寒

表虚恶风，首风伏风相类；阳虚恶寒，腑症热厥同形。火症亦恶寒，因热极而反化；肝火偏恶风，缘木气之感通。

第三条　论体痛

风袭卫而肤疼，寒伤营而体痛。痛如被杖者寒极，痛无表症者虚多。周痹则历节风疼，若拘僵每多湿毒；虚风则汗来反痛，如厥怯必是虚寒。虚痛则筋急筋弛，气痛多攻注于上下；湿痹每着关着节，风火则数变而流疼。寒痛肢清而火痛燥渴，湿痛重着而饮痛吐酸。

第四条　论口唇

不渴不思饮，有热亦从表论；燥渴漱水不咽，阳邪初入于经。咽干在脾，而燥渴责肾；消渴肝断，而腹满渴腑论。唇紫黑而燥者热甚；唇青黑而润者寒深。

---

① 侯：疑为“候”字之误，形似之故。

② 裒（póu 剖）：减少义。

第五条　论自汗

冷汗分郁火必口渴、二便秘、极寒口润、便通，渴闭及脉情可辨；热汗辨表传呻吟不渴、温鼾睡口渴暑面垢烦渴，呻鼾渴垢宜详。汗出腋下者，肝邪疏泄；汗出腰下者，湿气流阴。腰以上汗来，阳不降而阴火上炎，法宜清降；股肱多汗，病聚胃而热不得泄，治必清攻。

第六条　论燥渴

燥因气热，渴自火淫。燥火多渴，而湿火不渴；能消肝断，而不消肾评。上消者，饮入汗泄；下消者，饮多溺频。如狂烦渴者五苓，莫认阳明投白虎；经热内传者竹叶石膏汤，如惟溺涩但猪苓汤。

第七条　论虚狂

虚狂脉候，就症审因。禀弱挟邪，热少盛而即躁谵；作劳复感邪，神不守而辄昏烦。失志劳心，感邪则神明妄乱；悲忧伤肺，病热则涕泣时生。劳倦脾伤，肢不收而热蒸语错；多谋肝困，常恐捕而如见鬼神。本伤邪继，症本虚邪而偏形假实；虚狂神乱，欲坐泥水而莫测真虚。凡此并属虚狂，治法亟宜救本。

第八条　论战栗

战汗乃邪正相争，身振掉而寒热陡作；寒栗乃邪强正怯，但颤栗而寒热不形。先栗后战，由阴出阳可喜；先战后栗，欲出反入堪惊。七朝战汗者，五六日即形躁扰；二七战汗者，十二三状必凶危。但栗不战，必成寒逆，须急温而熨灸；既战漏汗，息寒身冷，惟回阳以冀痊。

附：内伤外感辨补

内伤外感皆不食：内伤不食，口中无味；外感不食，闻食即恶。内伤外感皆口渴：内伤之渴，初病即渴，其饮甚少；外感之渴，三日后始渴，其饮必多。余同东垣、《医宗金鉴》①。内伤之病，脾胃元气一虚，四脏失其调和，所以五脏之脉，交相混见。故肝弦心洪脾缓之脉，反见于上，按之沉涩，肺脉反见于下也。忽肥忽瘦者，火乘土位，上并阳分则血脉上行而上盛，故面赤红而肥；下并阴分则血脉下行而上虚，故面青白而瘦。今之虚损病人，早则面青白瘦而恶寒，午后则面红赤肥而发热者是也。

杂证要旨总赋

盖闻十全为上，三折成良，医虽小道，心法毋忘。风木下郁而腹疼，宜升则愈；痰饮上凝而热喘，用吐斯康。《广笔记》。食挂兮清肺则痊，不能食，闻荤腥气辄呕，食已鼻中必滴血一点，由肺热叶焦之故。详《名医类案》。食痹异

---

① 《医宗金鉴》：为清医家吴谦主持编纂。吴谦，字六吉，安徽歙县人。

法；食已则心下痛，吐出乃止，宜薤白半夏汤。《证治汇补》①。虚痞兮非参不治，虚嗳同方。详《广笔记》。(《折肱漫录》② 云：予服四物汤川芎稍多，服补中益气汤失加人参，皆顿觉下虚，阳气欲脱，厥冷汗泄，前病陡发。《本草》云：升麻、川芎，下虚人忌服，信然)。蓄瘀者脉必牢，或结与弦而亦是；同上。又《诊宗三昧》③。将汗者脉多伏，或紧且疾而无妨。详《东庄医案》。腰曲乃肾水之亏，目直由肝血之燥。鼓峰医案④。雀目兮食臌之机，大眩兮类中之兆。《己任编》。痢家毒甚，见代脉而无惊；杂证阴回，宜助阳以达表。风从火出之理最精，肝为脾用之旨谁晓。《芷园臆草》⑤。气病用气药不效，少佐芎归；血证投血药多呆，微参疏利。《治法汇》⑥。吞酸膈痛，六君子汤增入炮姜；寒热血风，五加

---

① 《证治汇补》：为清初医家李用粹编。李氏字修之，号惺庵，原籍浙江鄞县，至其父移居上海。

② 《折肱漫录》：为明医家黄承昊著。黄氏字履素，号暗斋，又号乐白道人，秀水（今浙江嘉兴）人。另撰有《医宗撮精》。清·白钟麟将此二书合刊，更名《医宗摘要》。

③ 《诊宗三昧》：为张璐著，见前张石顽注。

④ 鼓峰医案：即《四明医案》。高鼓峰，名斗魁，字旦中，四明（今浙江鄞县）人，为明末清初医家。

⑤ 《芷园臆草》：为明医学家卢复著。卢复，字不远，钱塘（今浙江杭州）人。还著有《医种子》（一名《芷园医种》）、《本草纲目博议》等。

⑥ 《治法汇》：为明医学家张三锡著。张三锡，字叔承，号嗣泉，原籍盱江（今江西南城），后居南京。撰《医学六要》，《治法汇》为其中一部。

皮散大加熟地。并鼓峰医案。小儿脉缓作迟论，女子郁多寻气治。参《东庄医案》、《济生方》① 论。手足心热，劳心人大抵如斯：《东庄案》。头面火升，胃热者常多有是。《金匮》云：面热如醉者，胃热也。阳上升则阴不下吸，血失养则气不归源。叶氏医案。人虚口渴便不通，虽病革同急勿投参附；虚劳内热之症，误投热药，两日而毙。病久脉调身不热，纵势剧可望安痊。脏腑无损故也。《广笔记》。胁下疼，致碍贲门，当知肝叶之胀；肝怒则叶胀，右侵于胃，故饭食过之有碍。小便痛，不连少腹，或由肾气之寒。宜金匮肾气丸。《东庄案》。五脏交伤，穷必及肾；《张景岳全书》。诸火交煽，治合先肝。《石室秘录》②。燥逐风生，寒热、颔肿、臂膊磊块无数。汤用疏肝益肾；鼓峰案。痢因郁致，治宜调气消瘀。枳壳、藕节二味效。《客座纪闻》③。臂痛属虚火之游，为其初因腹疾；二症并久服补剂而愈。腰疼缘瘀痰之滞，奈何专责肾虚。治瘀以行气活血而愈，治痰以润字号丸下黑矢结秘宿垢而愈。痢家呕吐恶心，投当归而转逆；滞下阴虚湿热，宜六一散佐白芍。用平胃兮殊疏。术性温燥闭气，故滞下忌之，阴虚尤非所宜。呕当从治，毋乖寒热之宜；寒药热服，热药冷

① 《济生方》：南宋医学家严用和著。严用和，字子礼，庐山（今江西九江）人。

② 《石室秘录》：清医学家陈士铎著。陈氏字敬之，号远公，山阴（今浙江绍兴）人。又纂有《辨证录》《洞天奥旨》《本草会编》等。

③ 《客座纪闻》：未详待考。

服。药必及时，勿愆早晚之节。如治暑疟须煎露一宿，鸡鸣温服之方效。右并《广笔记》录。胃伤味变，淡泊兼以养阴；肝郁吞酸，寒热两无干涉。宜逍遥散加茱、连。《己任编》。（按肝寓相火，郁必化热，此条尚未允。）木乘土位而吐食，试啖甘梅；《质直谈耳》①。子盗母气而心怔忡，浓煎白术。《槐西杂志》②。脘痛吐酸大便秘，兼寒热宜滋肾以生肝饮；三焦胞络火游行，用清凉则精藏而汗戢。《东庄案》。鲜血淋兮脉洪数，产后七日，腹痛狂叫。偏利峻攻；制大黄、生地为君，桃仁、干漆为佐，下黑血块而愈。积瘀滞兮体虚羸，经阻四月，食少腹痛。但宜补益。八珍汤三大剂下血块而愈。鼓峰案。血症非乏良方，郁金须求真品；目疾起于郁怒，童便大有奇功。善食疳劳，小儿病。纵骨蒸不关阴弱；此症面色青白，便非阴虚。孙东宿案③。热嗽夜甚，虽鼻塞勿混伤风。右连血症目疾二条，并《广笔记》。气郁倘属肾虚，须知纳气之妙；气无管束，遂多郁滞，是生诸症，破气之药，杂然并进，而气愈不可理矣。土困或由水弱，可通补土之穷。土赖水为用，故曰补脾不如补肾。小便赤，不皆实热；亦有属虚寒

---

① 《质直谈耳》：未详待考。

② 《槐西杂志》：未详待考。

③ 孙东宿案：又名《生生子医案》，为明医学家孙一奎撰。孙一奎，字文垣，号东宿，又号生生子。安徽休宁人。还撰有《赤水玄珠》《医旨绪余》等。

者，详见《素问》① 及《脉经》②。身体重，岂尽湿困。《素问》历言肝虚、脾虚、肾虚，皆令人体重烦冤。治渴莫如益血，血即津液所化，津液既少，其血必虚。右并王损庵《笔麈》。发汗先务生津。汗必资于津液，当用轻淡清芳之品，切勿用温燥药。徐灵胎《医论》③。疗不眠，首清心火；麦冬、生地、丹参、竹叶之属。止遗滑，必坚肾阴。炒黑黄柏入补阴益精药。《广笔记》。火是土源，应求益智；《治法汇》。气为水母，须仗人参。《医方解》④。气逆而面赤脉洪，勿投凉剂；当以法降其逆。《医学纲目》⑤。血溢而质强胃旺，当用下行。醋制大黄、桃仁、丹皮之属。《治法汇》。虚热口糜，干姜偏能已疾；损庵《笔麈》。火升痰厥，目斜遗尿，病起忧劳。童便亦可回生。《折肱漫录》。风行必燥，故驱风每行润剂；今人多用刚燥辛热之品，反益其疾矣。《医学源流论》。气结必化热，故治气或忌辛温。叶氏医案。死血积痰，宜详察乎三因之外；《治法汇》

---

① 《素问》：原本误作《素闻》，今改。

② 《脉经》：为晋著名医学家王熙著，是我国现存最早的脉学专著。王熙，字叔和，高平（一说山东济宁，今山西高平）人，曾任太医令。

③ 徐灵胎《医论》：清著名医家徐大椿，原名大业，字灵胎，晚号洄溪老人，江苏吴江人。著《医学源流论》《兰台轨范》《慎疾刍言》《难经注释》等。《医论》即《医学源流论》简称。

④ 《医方解》：清·汪昂《医方集解》简称。汪昂，字讱庵，安徽休宁人。

⑤ 《医学纲目》：明·楼英辑编，共四十卷。

批。内伤劳倦，毋混同于六气之门。详东垣《内伤外感辨》①。若夫堕胎类属元虚，以下俱论女科。恶露岂宜催迫；产后脉多浮数，有力风寒始的。水泻脾虚，如利水应虞泄肾；血瘀脉弱，若行血恐致崩中。鼓峰案。发痉由虚，逍遥散妙在加味，丹皮、山栀、钩藤、熟地。杨潜邨案②。以补为泻，决津煎制自良工。熟地、当归、牛膝、泽泻、肉桂、乌药，治妇人血虚滞痛。景岳新方。带下由脾肾之亏，补中益气汤乃的当之法。逍遥散合导赤散，丹皮、山栀。为妇女淋症之方；四君子汤益砂仁、黄芩，乃胎前子泻之药。《己任编》。

中　　风

中风一门，先分真类，真则古法已详，类则圆机宜备。河间③专作火论，东垣独以虚治，若湿痰风热之推，则丹溪④略有殊致。要之木失水涵，风从内起，治当熄风滋液，养营汤复脉汤堪资；法在补阴摄阳，固本

---

① 《内伤外感辨》：即李东垣《内外伤辨惑论》。

② 杨潜邨案：未明待考。

③ 河间：金代著名医学家刘完素，字守真，自号通玄处士，河间（今河北河间）人，故又称刘河间。著有《素问玄机原病式》《素问病机气宜保命集》《宣明论方》等。

④ 丹溪：元代著名医学家朱丹溪，名震亨，字彦修，婺州义乌（今浙江义乌）人。著有《格致余论》《丹溪心法》《局方发挥》等。

丸虎潜丸足恃。若其阴阳并损，尤宜濡润温柔，地黄饮子风痱专治，还少丹水火兼求。更有风木过动，中土逢仇，不眠食少，汗泄痰稠，酸枣仁汤兮茯苓饮，玉屏风散兮六君子汤投。如其神识不清，必是火痰阻窍，至宝丹牛黄丸并推神妙。至若症属纯虚，五绝堪吊，口开、眼合、撒手、遗尿、鼾睡。大剂参附冀回阳，阴药微参希奏效。又如舌蹇口㖞，拘挛瘫痪，急则先用开关，继则徐商弭患，益气养血佐宣通经隧，清火消痰须协赞。上并仿《临证指南》案论。是症也，阴中则肢冷恶风，阳中则面颊颊赤。十指麻木者气虚，两颊疏缓者伤热。头疼目眩，由清气之不升；体软臂麻，乃坤元之失职。身如蒙刺痛，血虚挟湿之征；体若虫行，搔起白屑。脾气不能荣之责。骨节都疼兮，湿痰流注关节；身痛夜甚兮，风客淫气邪伤肝也。并约《名医类案》。卒厥大纲，治分[①]闭脱：卒仆暴厥之病，不论男妇风寒气食痰湿，但要分得闭与脱二症明白。采《大全》条。善饥多食，风木太过，脾土受攻，求助于食也。木土宜安。以泻肝安脾为主。《病机沙篆》[②] 摘要。肢体纵缓多由热，而间亦有寒，气虚故耳，手足拘挛多由寒，而间有偏责热，血少则然。《景岳全书》。病有兼挟之原，勿胶死法；风无一定之脉，莫执浮弦。《类案》。

---

① 分：原本作“兮”，系形近之误，今改。

② 《病机沙篆》：由李士材著，见前注。

附：《医级》摘要

风先留舍内伏，最易招风；邪既内伏，则最易感邪，故中风之候，每多伏风所召。病多麻痹不仁，宜防卒中。卒昏痉而五绝现，探嚏灸脱①姑商；陡僵仆而诸逆即五绝症无，厥症各因另晰。燥症阴虚血竭，病同火中之条；五志过极，风从火出。湿中强直肤浮，因同痰痉之候。筋挛筋急兮，钩藤忍冬藤续断、水瓜乳香没药；角弓反张兮，羌活、威灵钩藤、全蜗牛皮胶。至于气中之条，宜法东垣之论。形消衰朽，但当补火培阴；五志气浮，别考厥阳方治。七情之气，惟忧喜所伤，宜进壮气补阳之剂。若忿怒伤肝之候，则阴火内动，当从清降养肝调气，始合暴怒伤阴之治。足寒面赤，口噤手握者，为厥阳气逆之候；面惨肢厥，口开手撒者，乃气衰沉陷之征。

《折肱漫录》云：立斋②谓指麻是脾气不能周，真确论。惟脾气不周，又不加意调摄，以致虚而又虚，故忽有中风之症。若认指因风而麻，而预服祛风之药以防之，真招风取中矣。盖搜风等丸，多戕贼脾胃之药，凡人脾气不伤，虽病可疗，若脾元一

---

① 探嚏灸脱：探嚏指用通关散吹鼻；灸脱指灸神门、关元、气海等穴以救脱。灸：原本误作“炙”，今改，下同。

② 立斋：姓薛名己，明医家，字新甫，号立斋，江苏吴县人。著有《内科摘要》《女科撮要》《外科发挥》《外科心法》等。

败，扁卢却走，《乾坤生意》① 等书误人不浅。故非明理之儒，医书不可乱读。

肝风 合木乘土

原夫肝阴既亏，风由火出，轻则窍络阻塞头旋眩晕，甚则瘛疭痉厥。是故缓肝急所以熄风，滋肾液乃以驱热。虎潜丸补真阴，地黄饮子培天一，滋肾丸与复脉汤咸宜。清上如生地、二冬、丹参、连翘、菖蒲、天麻、钩藤、犀角、羚羊角、胆星、郁金、二陈、姜、沥之属和实下并协。如②六味、右归、淡菜、牡蛎、阿胶、石决明、龟甲、磁石、首乌之属。若乃思虑烦劳，心营内烁，惊悸不眠，胁中动跃，酸枣仁汤补心丹枕中丹同酌；或因怒火郁勃，风痰烦懑③，龙荟丸二陈汤方应中窾。以上论肝风，以下论木乘土。至如木犯中宫，病尤偃蹇④，倘阴肝阴、胃阴未亏而阳亢逆，用药宜刚；或液肝阴、胃汁已耗而木火炽甚强，制方欲婉忌刚用柔。泄肝则金铃子散六一左金丸，通胃则枳朴夏姜，进退

---

① 《乾坤生意》：由明·朱权著。朱权系朱元璋十七子，封宁王，自号臞仙、涵虚子等。医著尚有《寿域神方》《臞仙活人心法》等。

② 如：原本误作“加”，今从文义改。

③ 懑（mèn 闷去）：烦闷。

④ 偃蹇（yǎn jiǎn）：不易一时解决者之意。

黄连汤大半夏汤，治中汤温胆汤泻心汤。此皆刚药也。温肾肾气丸佐凉肝天门冬，治老人上实下虚之候；鸡子黄加入复脉汤，疗肝风头痛之方。又如阿胶、生地、白芍、麻仁、木瓜、人参、麦冬、梗米、秫米等，皆柔药也。至于平治之法，剂协刚柔，乌梅丸安胃丸逍遥散，六君子汤戊己汤任参求。并仿《指南案》①论。

眩　　晕

诸风掉眩，皆属于肝。风阳上冒，昏仆无端，有中虚亦有下虚，或夹火而或夹痰。火盛兮清少阳而即愈，羚羊角、山栀、连翘、花粉、元参、生地、丹皮、桑叶之属。痰多者理阳明而始安。二陈、姜、沥、菖蒲、橘红之类。中虚兼用人参，外台茯苓为合《外台秘要》②有茯苓饮；下虚必从肝治，潜阳镇摄宜参。乃若除痰须与健中，熄风可以缓晕。白术、茯苓、白蒺藜、枸杞子、菊花炭。肝风内沸而津烁，滋阴润液无愆；生地、二冬、萸肉、阿胶、白芍。络脉中热而水虚，后本先标莫紊。方见上清少阳条注。如其阴虚阳升，烦劳即发，熟地天冬、五味茯神山萸，牛膝远志牡蛎磁石龟甲；或枸杞子仁与穞豆黑芝麻，暨淡菜胶、龟胶而建莲山药。

① 《指南案》即《临证指南医案》，见前吴门叶氏注。

② 《外台秘要》：为唐医学家王焘撰。此书为集唐以前方书大成之作。王焘，陕西郿县人。

又或年高气衰，水枯风动，上实下虚，头晕跗肿，附子都气丸入天冬建莲，温纳佐凉方足重。肾宜温，肝宜凉。右约《指南案》论。抑夫眩晕属乎外因，每多一时暴逆，寒则掣疼，风则汗出，湿则如裹滞重，《内经》曰：伤于湿，首如裹。暑则闷热。丹溪。暴怒则血菀于上，而不反于下，名曰厥巅，此疾得补而炽晕欲绝，大热引饮，胸如刀劈，食少泻多。龙胆、芦荟蜀漆、代赭石、赤芍黄连丹皮，五味子、牡蛎龙骨入猪胆汁二枚，十余剂而渐愈。《寓意草》。妇女及失意之人，面黄脉伏，气郁生涎。宜兼舒郁；烦渴兼弦数实之脉，壮盛之人，属实痰实火。尽用清凉。降火清痰，本《治法汇》。大黄酒煮二次为末用茶调，治眩晕不可当者。丹溪之法须志；蓄血症从下夺，妇人触于惊恐，眩晕如坐舟船，脉左寸沉牢，用桃仁承气汤下黑血而愈。士材之案无忘。

附：《医级》摘要

督脉虚，则头重高摇；髓海空，则耳鸣脑转。此皆眩因。肾气丸桂苓木甘饮除水泛，大造丸斑龙丸疗督虚。

虚　劳

五脏之损兮，治法攸分，上损从阳兮，下损从阴。脉虚由精血内亏，肝肾阴伤之验；脉大为气虚泄越，心脾营损之征。此释《金匮》脉大为劳，脉极虚亦为劳之文。五味异功散四君子汤，归脾汤建中汤与养荣汤，此等宜脉大者。

肾气丸三才汤及大造丸，复脉汤固本丸共天真丸。此等宜脉虚者。合宜以用，随症而斟。尔其肾虚则气攻于背，肝虚则热灼乎心，龙相升腾兮，药宜至静；阴精涸竭兮，味贵填精。鹿茸、雄羊内肾之属。滑涩不嫌互用，牛羊猪骨髓、麋角胶及熟地、山药、茯神、萸肉、五味、芡实、莲子、金樱之属。此治阴虚阳动，精浊下注，溺管疼痛。栽培妙取有情。至如纵欲伤精，奇脉应须并究；宜苁蓉、枸杞、鹿胶、当归、沙蒺藜、茯苓、茴香之属。损不肯复，参术何待徐商。阴伤及阳则表寒，勿疑外感；元无所归则热灼，莫漫投凉。体盛脉偏微，阳气不足。斑龙丸能培生气；阴伤阳亦损，脾肾两虚。双补丸法功有兼长。元气既伤，大宜甘药；此仲景妙旨。上下交损，耑[①]理中央。劳力伤阴，黄芪建中有效；气阻瘀滞，旋复花汤加味归须、桃仁、柏子仁为良。右并约《指南案》论。若夫妇女多干血之凝，守王道则坐以待毙；《医门法律》[②]。骨蒸从至阴而发，用宣剂轻扬之品斯燎之方扬。外感邪来必骤，内伤由渐而戕，《景岳全书》。当详辨乎初治，毋遗人以夭殃。

附：《医级》摘要

外邪伤阳者，病从上而及下，肺心胃有渐次之

① 耑：即“专”字。

② 《医门法律》：喻昌著，见前《寓意草》注。

诸因；由肺而逆传至肾，至骨痿不起则死。初治宜分阴邪阳邪，养血祛邪，补正托邪之法。内邪伤阴者，病由下而及上，肾肝脾见递及之五损。由肾而递传至肺，至皮聚毛落则曰死。初治当从降火滋阴，克制生化法。气血并冲为大厥，见《素问·调经篇》。邪传气血号劳风。固劳感邪，故为劳风病。见《内经》。若血虚感邪，即为血风劳，其涕皆不出，邪不泄由是内舍留连，缠绵不已，不至成劳不已。八仙长寿丸、六味丸加麦门冬、五味子附子加入，引虚浮之火归原；桂附参芪，收飞越之阳返宅。末一条原集本列火症。

附：虚劳阴阳脉辨

阴虚之劳脉细数，则必形消着骨而后死者，阴主形也；阳虚之劳脉微革，则不待萎尽忽然而脱者，阳主气也。《医宗金鉴》。

附[①]：痨瘵治法

瘵者，败也，气血两败之意也。有阴虚干血者，有阴虚积热者，当以诸补阴药治之。肌肤甲错，两目黯黑者，若初病尚壮，及久病不泻，二者皆可先用攻下治法。同上。

---

① 附：原本无此字，今从本书体例补。

附[①]：因病似虚，因虚致病论 摘《医衡》①

因病似虚者，其人本无他恙，或感六淫之邪，或伤饮食之积，或为情志拂郁，或为血气瘀留，以致精神眩昧，头目昏花，懒言倦怠，口中无味，面色萎黄，气短脉沉，厥逆泄泻，种种现症。羸状虽彰而邪郁内痼，苟非先去其病，何能即疗其虚。与其畏攻而酿成不起之病，孰若去病而犹冀有可补之虚。所谓因虚致病者，或先天之禀赋素弱，或后天之调养复乖，以致阳虚畏寒，阴虚发热，上气喘满，胁胀腹膨，前后不通，躁扰不食，脉大无根，种种形证，虚而类实。然变症百出，本乎一虚，苟非专补其虚，安能分治其病。与其去病而虚不可保，毋宁补虚而病可渐除也。沈明生。

附：《折肱漫录》

切脉先看胃气，每治他病，切须照顾胃气，不可一意攻伐。

大凡以药攻病者，去其大半，即宜养正气而佐以祛邪，正气充则邪气自尽，否则正气与邪气俱尽而难为力矣。

---

① 《医衡》：为明末清初医家沈时誉著。沈时誉，字明生，原籍华亭（今上海松江），后迁居吴县，还著有《医衡病论》等书，未见刊行。

附：立斋医案

一人饮食失宜，患晡热、口干、体倦、小便赤涩、两腿酸痛，服四物知柏之剂，变症百出，令服补中益气汤甘温等药而愈。

汗

盗汗多因阴弱，自汗每属阳虚。劳役阳伤，玉屏风散最合；心悸筋惕肉瞤，真武汤常需。尔其足冷自汗，脉细或微，法当封固，白术附子、人参黄芪。病伤营卫，劳伤自汗。归芪入乎建中汤；劳损心脾，四君子汤合于生脉散。大半夏加小麦牡蛎又南枣，为镇阳理虚之方；此通补法。桂枝汤佐芪防风根、茯苓、姜枣，乃辛甘化风之法。汗出寒凛，痰动风生。至若阳明胃弱，厥阴来乘，多梦寝汗，枣仁茯神龙骨、人参，白芍甘草同剂，煎送蒸熟五味子三十粒兼吞。右约《指南医案》。又如胃中之湿挟火气炎上亦能作汗，治宜凉膈散；气逆不顺自汗不止，药佐木香入小建中汤。脉气口弦滑而食滞中宫，蒸蒸汗出。脾胃健兮自止；只消导健脾，不必止汗。寸脉浮洪而心火腾自汗？黄连同五味子引兮斯藏。入当用药中，并《治法汇》。他若历节风湿，痰饮肠痈，产蓐诸症，自汗皆同。心血不足，额上偏多；际颈而还，血症可断。发黄、水气二症亦然。四肢汗重，气热故然；亦有气弱者，汗多冷。《病机沙篆》。五脏风淫，皆令多汗。详《内经》。头项出汗，或肾火之有余；肾水不足。每饭头汗淋漓，由胃热者过半。《石室秘录》。

附：《医级》摘要

愈汗愈热，必由内火；汗厥清泻，多属阴寒。漉汗身常濡也更风转甚，风内伏而久成风厥；盗汗寐来寤止，火烁阴而剧转虚劳。头汗者，中有热而莫泄；腋汗[1]者，阴有火而内燃。肱肢多汗，病聚于胃；腰下多汗，湿客于阴。

又：无汗条云：热病脉躁者心焚，唯冀战汗；阳症阴脉者神败，绝汗乃终。羌葛柴防，能通无汗之表，不能开郁蒸之头汗；葱白栀豉，能通火闭之汗，不能清内滞之炎蒸。

附：《证治发微》[2]

盗汗真元犹未尽虚，自汗则真元耗散，腠理皆开。肺失统气之权，虚劳犯此，甚可畏也。又曰：平人半身出汗，夏月半身有汗，皆气血不足，夭之兆也。

---

① 腋汗：原本作“液汗”，今改。

② 《证治发微》：疑为清·程三才所著之《证治阐微》。

不　　寐

不寐之故非一，总缘阳不交阴。故或焦烦过度，离火①内蒸，汤宜酸枣，丹用补心，银花竹叶，生地元参。又或忧劳愤郁，耗损心脾之营，养心汤妙，归脾汤同斟。抑或龙雷震荡，精不凝神，静以制动，壮水斯宁。若乃肝血无藏，魂摇神漾，咸补甘缓，厥法堪仗②。龟胶、淡菜、熟地、黄柏、茯苓、五味、萸肉、远志。胆热则心烦口苦，桑叶丹皮温胆汤法兼参；胃病则阳跻穴空，半夏秫米汤足尚。营气伤极，人参人乳并行；阳浮不潜，面色光亮，痰饮上溢。七味八味皆当。余如因惊宜镇，因怒宜疏，饮食痰火为实，新产病后为虚。右仿《指南案》论。（《证治要诀》③云：羌活胜湿汤治卧而多惊，邪在肝胆也。）若乃导痰汤入菖蒲五分，治胆涎沃心之症；大抵惊悸怔忡，失心风不寐，皆由胆液沃心所致。《治法汇》。生脉散加百合茯神、龙齿，少佐萸、连。疗忧思而致不寐之疴。火升自汗，恍惚，口苦，饮食不能食，欲卧不能卧，小便则洒淅头晕，此属百合病。详张石顽案。胃实不和，气逆填脘，寤不肯寐。投滚痰丸而非峻；

---

① 离火：即心火，原本作“离大”，形误，今改。

② 仗：原本作“伏”，今从文义改。

③ 《证治要诀》：为明医学家戴原礼著。戴氏名思恭，婺州浦江（今属浙江）人。受业于朱丹溪，还著有《类证用药》等。

兼服温胆汤。叶氏医案。病宜宣畅，醉后大吐，或燥浴始得睡。经汗吐二法并行而始安。详陆养愚案。余热不眠，伤寒后余热寤寐不宁者，胃中津液干枯，不能内荣其魂魄也。必用甘寒以生津液而始获安寝；《寓意草》。水不制火，不寐而善饭，脉两关洪，左尺微，右尺亦大。徒补心而转益焦烦。肾虚不能制心火，心肝并炽，补之反实，以肾气丸加人参、五味，熬膏服之而愈。金少游案。所以夜卧多惊，心气不归于肾。泻南不如补北；宜交通心肾。《石室秘录》。左关脉弱，此肝虚也，当补其母。益肾即以滋肝。以熟地为君，佐以人参、当归、茯苓、防风、枣仁、远志，服二十剂，至春而愈。《芷园臆草》。

附：吕元膺①医案

一人病睡则心悸神慑，达旦耳目皆废，虽坚卧密室，睫未尝交也。诊其脉，左关阳浮而虚；察其色，少阳之支外溢于目眦。吕曰：此得之胆虚而风，诸医独治其心，而不祛胆之风，非法也。因投乌梅汤、抱胆丸，熟睡而愈。《医学入门》②。

吐　　血

吐血一症，先论外因，孰为要领，手经三阴。理肺卫用甘凉肃降，沙参、麦冬、桑叶、花粉、玉竹、石斛、杏仁之

---

① 吕元膺：见吕沧洲注。

② 《医学入门》：明·李梴著。李梴，字健斋，江西南丰人。

属。治心营以滋养轻清。生地、元参、丹参、连翘、竹叶、地骨皮之属。以此两法为宗。火灶则增栀子杏仁、黄芩石膏，风淫则加芦根羚羊角蔗汁薄荷。暑逼气分兮，加滑石鲜荷叶；暑入营分兮，银花犀角。间有病属阴邪，旧有麻黄人参芍药汤。桂枝汤加减已足。至于内因伤损，其法尤详。嗔怒而动及肝阳，苏子郁金桑叶丹皮和降香；贝母；郁勃日①久而伤及肝阴木火内燃阴络，生地麦冬白芍甘草及阿胶鸡子黄。劳烦偏损乎心脾，保元汤归脾汤是赖；纵欲致伤乎肝肾，都气丸七味六味汤加桂或青铅，并加童便宜商。若其精竭海空，气泛血涌，人参熟地枸杞五味当求，河车紫石英是董。至若不内不外，亦非一因，或胃戕乎酒热，或肺泄乎烟辛，苇茎汤甘露饮藕汁茅根之类。坠堕之伤，先导下而后通补；努力为患，属劳伤之根，法与虚损有间。忌凝涩而取轻松。当归建中汤、旋复花汤、虎潜丸、金刚四觔丸之属。倘其久延不愈，每以胃药收功。调养胃阴，偏宜薄味；《金匮》麦门冬汤及沙参、扁豆、茯神、石斛之类。扶持中土，莫若建中汤加人参，及四君加减之类。且夫血凝成块，切忌寒凉，吐后气冲形寒，法当温纳。苓桂术甘汤。左脉独劲，知肝肾之受伤；宜地黄、阿胶、枸杞、五味之属。右手偏坚，识震动胃络所致之被烁。脉弦胁痛，当师缪氏仲淳之方；

---

① 日：原本作“口”，今据文义改。

苏子、桃仁、降香、郁金之属。盈碗成盆，宜用葛翁可久①之法。花蕊石散，又大黄黄连泻心汤。滋阴不效，知阳明之络空；血如潮涌而右脉独涩、非瘀也，宜麦门冬汤加黄芪。血自左升，由少阳胆阳木火之上逆。喉痒或痛，阿胶秋石堪加；呛逆有声，青铅是益。右并仿《指南医案》论。又若薄厥大怒而吐血半缶②而脉弦急，六郁汤亦著奇功；火盛而血沸腾面赤脉躁，桃仁承气汤饮岂无伟绩。《名医类案》。投凉而脉愈紧数，宜进纯温；附子理中汤加熟地。景岳新案。无端而卒吐血数升，多系中恶。《巢氏病源》③。要之此症每多瘀滞，寒凉岂可轻投；吐后不尽真虚，脉症所当细察。咯血属肾，当知崇土为先；喻氏。统血由脾，或防食积之挟。蒋氏。

附：《医级》摘要

霜叶露竹，菊汁梨浆，皆清上之需；童便鳖血，地髓即生地汁生津，汤有清下之妙。火燥治之以润，乳酥饴蜜冬葵；隧滑惟涩可调，发炭棕灰炭榴壳。阿胶丸、人参蛤蚧散，治肺伤久咳失红；四生丸百花丸，疗火盛刑金唾咯。蒲黄茅根、侧柏叶藕节，三七秋石，小

---

① 葛翁可久：元医学家，名乾孙，平江路（今江苏吴县）人。著《医学启蒙》《经络十二论》《十药神书》等。

② 缶（fǒu 否）：小口大肚的瓦器。

③ 《巢氏病源》：全名《诸病源候论》，隋医学家巢元方著，是我国第一部论述疾病病因和证候的专书。

蓟百草霜京墨艾炭，为消瘀止血之珍；桂附姜茱，黑锡磁硃丸，牛膝五味，乃引火镇潜之品。若寒湿阴邪动血，必外寒内火兼因，桂枝汤加减麻黄人参芍药汤师古冲和，灵宝从新。古法心手高妙，难于执用，以陶氏法加减治之，亦应有当。先咳后失血者病肺气；先伤气而始于肺，治在肺。先失血后咳者病心营。先伤血而始于心胞，治在心。

附：《医宗金鉴》血症辨

九窍一齐出血，名曰大衄。耳目口鼻齿各自出血，皆名曰衄。鼻出血如泉曰脑衄；皮肤出血曰肌衄。若从口出则为内衄，内衄出血，涎嗽出于脾，唾出于肾，咯出于心，咳出于肺，呕出于肝，吐出于胃。溺血出精窍；淋血出膀胱。口鼻血大下如涌泉，有内溃腐屍之气者死。

附：《折肱漫录》①

阴络伤则血下溢，阳络伤则血上溢。误服攻积之药，故伤阴络；误服破气之药，故伤阳络。

衄　血

诸经皆能为衄，不独肺胃。另从清道而行，外为六淫之变化，内由五志之掀腾。若其风寒壅甚，太阳症。桂枝

---

① 原本无此小标题，今从本书体例补。

汤麻黄汤成法宜遵。温风暑热怫郁而流红，清润辛凉为主；连翘、元参、黄芩、山栀、杏仁、郁金、丹皮、茅花、白芍、石膏、知母、犀角、生地之属。火邪极盛而动血，咸苦凉降宜斟。知、芩、栀、翘、阿胶、淡菜之属。烦冗迫而火从木化，肝阳上灼。柔婉有取甘咸；胶、地、二冬、淡菜、生芍、茯神、山药之类。劳欲过而血遂阳升，滋潜必需厚味。治同咯血。格阳则导火归源镇阴煎，血脱则挽回元气。独参汤。和阳消毒，酒客之方；本案用养胃阴和法。益下培中，劳人之治。治参吐血。阳明湿热，宗景岳玉女之方；即玉女煎。心胆火炎，仿犀角地黄之例。右仿《指南案》论。若夫妇人衄血，因郁为多，法参薛氏，逍遥能和。归脾汤宜乎肝脾郁结，肝火达以柴胡。小柴胡汤。《妇人良方》①。

便　血

医便血之为病，由阴络之受伤，肠风血在粪前脏毒血在粪后，脉痔下血如箭分纲，便之先后宜辨，血之远近当详，故夫肺病而金燥流红、桑麻丸天冬地黄银花柿饼；心病而火燃血沸，补心丹竹叶地黄汤。脾病定然湿滑，宜燥宜升；茅术理中汤、调中益气汤。肝病痛迫责在风阳，

---

① 《妇人良方》：全名《妇人大全良方》，为南宋医家陈自明撰。陈自明，字良甫，临州（今江西抚州）人。

可柔可泄。驻车丸，及甘酸和缓之剂。肾弱而形消腰折，仗虎潜丸理阴煎之功；胆逆而木火煽营，赖丹皮柏子仁桑叶栀子之益。大肠为燥府，每多见患湿胜风淫，胃经为水谷之海多气多血。肠宜苦燥辛凉，胃病宜寒、宜热、宜补、宜清治难执一。尔其努力损伤，法宜通补；归芪建中汤。膏粱蕴结，治主疏清。苓①、连、术、朴、地榆、槐米、陈皮、升麻、葛根之属。黑地黄丸兼司脾湿肾燥，天真丸大补元精；斑龙丸以温煦奇督，归脾汤以守补心营。平胃地榆汤，升降脾胃；禹余粮赤石脂，堵截阳明，枳术丸调中州自妥，建中汤扶生阳应须；五仁汤复从前之肠液，养荣汤法善病后之元虚。又如阴虚肠红洞泄，劫胃水以生茅术生厚朴附子炭、炮姜；肝络热胜阴伤，阳浮鼻塞头晕呛咳。靖浮阳以生地元参天冬、石斛。又补阴丸、虎潜丸。厥阳扰络，冲气入脘，痛呕便血。龙荟丸镇风木乘巅眩痛；嗔怒动肝，络②血乃下。驻车丸平呕胀里急。脏阴有寒兮腑阳有热，当互参《金匮》谷疸③篇之文；血脱气馁，喘促浮肿。中下交损而八脉全亏，尾闾痛连脊骨，食入头晕。宜峻补玉堂之阙。斑龙丸加韭子、菟丝、赤白茯苓、补骨脂。阴虚络热肝风动，肠红三载不已，左胁及腹不爽。疏补甲木熟地炭、当归、楂肉、地榆、丹皮俱炒，冬桑叶是神方；四剂血止。跗膝常寒骨髓热灼脊椎腰

---

① 苓，疑系“芩”字之讹。

② 络：原本误作“终”，今按文义改。

③ 疸：原本误作“疽”，今改。

尻酸楚，泻血二十年，不①得育，经水仍至，心中痛坠。升固奇经真妙术。鹿茸、鹿角霜、枸杞、当归身、紫石英、炒蒺藜、杜仲、大茴、补骨脂、禹余粮，蒸饼为丸。右并约《指南案》论。若夫下血如线或点滴，治脉痔以乌头黄连汤；《三因方》②。肠癖下血，另作一派，溷③出有力远射四散如筛，腹中大痛，乃阳明经热毒也。宜升阳而除湿汤。《治法汇》。至于阳滞于阴，非郁即瘀，郁宜缓解，瘀必徐驱。当周知乎万变，勿胶执于一隅。

附：《医级》摘要

血在粪前者，近而在肠，粪后者远而在胃；在肠者宜清导，在胃者宜养摄。下血便血，虽同一泄血而大有不同，盖便血徐缓而下血急暴。凡心肝脾肾阴络内伤，无论虚实，皆能下血，若血脱者立危。暴至新邪，清导可已；精虚陡发，调补难平也。

附：《医宗金鉴》

热与风合为肠风，下血多清；热与湿合为脏毒，下血多浊。

---

① 不：原本作“不不”今删一“不”字。

② 《三因方》：全称《三因极一病证方论》，为南宋医家陈言撰。陈言，字无择，号鹤溪老人，浙江青田人。

③ 溷（jí）：当为“唧”字，呈射击状貌。《医学入门》：“言肠癖，俗呼血箭，因其便血唧出有力如箭。”

遗　　精

原夫遗精一症，在分梦之有无，及乎湿热，三者分途，所以有梦责心，无梦责肾，小肠膀胱湿热为病。有如肾精亏乏，相火易腾，治以养阴固涩，厚味填精。熟地、枸杞、山药、萸肉、桑螵蛸、龙骨、芡实、莲子、茯神、五味、远志、淡菜、龟甲之属。若乃无梦而遗，肾关不固，桑螵蛸散固摄有功，滑与涩不嫌相左。牛羊猪骨髓加入固涩药中。抑或烦劳太过，脾胃受伤，坎离未济，心肾不交。上下交损戕，归脾汤补心丹治有梦而遗泄，妙香散参术膏并良方。又或阴虚不摄，湿热下流，黄柏黄连二苓泽泻，萆薢为俦①，能泄厥阴郁热，兼通腑气斯瘳。如具下虚上实，遗滑偏多，火风震动，脾肾液枯，通摄下焦最合，二至百补丸宜需。龙相交战兮阴精泄，泄也②。大补阴丸滋肾丸协；又有三才封髓丹，峻补真阴火自熄。尔其房劳过度，精竭阳疲，随触随泄，不梦而遗，是宜升固八脉之气，固精丸兮专司。更有膏粱醇酒，湿热下淫而为梦泄，苦参猪肚丸服，中宫病本方清。若乃精关久滑，涩剂无功，牛羊猪髓龙骨、牡蛎，麋胶余药参同见前。又如腹胀

---

① 俦（chóu 绸）：同辈，伴侣。

② 泄也：原本下有一“走”字，系衍文，今据文体删。

便溏，色黄食少，有梦遗泄。阴柔涩腻难施，煦阳涵阴方妙。菟丝、复盆、五味、韭子、益智、龙骨、补骨脂、建莲粉丸。右仿《指南案》论。又闻一人梦遗，服涩药反甚，先从神芎丸大下之，次与猪苓丸而愈。每以猪苓丸治梦遗辄验。《医学纲目》凉膈散，青木香丸。一人丁年合目即泄，肢倦梦惕，作虚治罔效，以二方互换，疏导三五次，更服三黄丸而愈。王中阳①案。蛤粉丸：蛤粉、黄柏、知母等分粥丸，青黛为衣。不应，宜五倍子一两、茯苓二两，丸服妙。《治法汇》滚痰丸，一人脉洪，腰热遗精，用此丸下之，导赤散泻其火而愈。丹溪案，又《治法汇》亦有案。猪苓丸导赤散，并见上，龙胆泻肝，下部湿热，白液时时黏糊，此非精，乃湿热薰蒸而成，肝脉必弦数，宜用当归龙荟丸，并龙胆泻肝汤。《治法汇》。并治滑遗有验，诸家治法宜参。

附：《折肱漫录》

梦遗之病，患之者甚多，非必尽因于色欲过度，大半起于心肾不交。凡人用心太过，则火亢而上，火亢而水不升，而心肾不交矣。士子读书过劳，功名心急者，多有此病。凡病起于心，大都非药石之所能疗，故治遗少良方。

附：《医级》摘要

阴寒精出者，遗而不举；强中自出者，易举易

---

① 王中阳：元医家，名珪，字均章，号中阳，先祖由汴（今河南开封）徙居虞城（江苏常熟），人称“王隐君”。著《泰定养生主论》，制“滚痰丸”名方。

遗。痒痛状如欲溺，分清饮加龙骨牡蛎；溺后余沥流精，妙香散合辰砂五倍子。中虚脱陷，补中苓术菟丝；肝胃火燔，逍遥丹栀固精猪肚。

淋　浊 附：溺血

淋有五淋之名，浊分精浊便浊之别。气分白与血分赤殊因，精道与水道须核。遗由精窍，浊由溺窍。又淋属肝胆，浊属心肾。大凡秘结宜通，滑脱当补。湿热甚而不宣①，彻其泉源；萆薢、瞿麦、木通、赤苓、扁蓄、茵陈、海金砂、竹叶之属。心阳亢而下注，利其火腑。导赤散加赤苓、瞿麦，又参、苓、连、柏、茯神、生地、丹参、桔梗、石菖蒲。血瘀化结有方，气陷升阳无误。唯夫病属厥阴，其症孔棘②；少腹痛绕前阴如刺，小溲难通点滴，环阴之脉络皆痹，气化机关欲息，治其滑利通阳，辛咸泄急，韭白、小茴桂枝、川楝子两头尖，归尾穿山甲杜牛膝根汁冲。若夫便浊之恙，气虚湿热殊由：实者宣通水道，虚者调养中州；若其虚中有实，益脏通腑宜周。精浊因损伤肝肾而致，精瘀精滑宜分：瘀必先清其离宫之腐浊，继以补肾。滑宜固补敛摄元真；不应当从真炁调之师景岳，所谓理其无形能以固有

---

① 宣：原本作“宜”，今据文义改。

② 孔棘：孔，作“甚”字解，孔棘者，甚棘手之意。

形。然而肝肾两治以外，八脉之妙谁知，龟胶鹿茸及胶霜杞子、当归小茴茯苓鲍鱼，柏子仁、人参胡桃韭子菟丝子、复盆补骨脂，升奇阳而固精络，强督肾以实漏卮[①]。尿血一症，虚者居多，若有火亦能痛。痛与血淋同治，久则耑究乎虚，在阴阳之能晰，亦奇脉之为疴。阴虚于下，为淋赖都气丸之功早服，气阻于上，气短胸痛藉威喜丸之力晚服；滋肾丸疗阴虚湿热之痛淋，萆薢分清饮治脉沉而下焦阳窒淋浊涩痛。小肠火府，非苦不通；心热遗腑为淋浊，方见其利其火腑条下。热走入阴阴亏，酒湿下坠，宜苦味坚阴忌涩。熟地、龟胶、秋石、天冬、茯苓、黄柏、知母，猪脊筋捣丸。气闭成淋，此系妇人则开肺图功，紫菀、杏仁、郁金、蒌皮、降香、山栀、苡仁、枇杷叶。下坠则摄阴奏绩。血淋管痛，每二便堕下更甚。苁蓉、柏仁、杞子、大茴、茯苓、牛膝。通瘀腐，虎杖散最奇；杜牛膝根汁入麝香一分。导腑热血淋管痛，色苍脉实。龙胆汤有益。芦荟、山栀、郁李仁、红花、当归、酒大黄、龙胆草、丹皮。右并仿《指南案》论。身瘦脉洪数知有火，当泻肝肾之阳；体肥脉滑定因痰，宜燥中宫之湿。《治法汇》。血淋因乎伤暑，小蓟饮子或导赤散合香薷饮；《客座纪闻》。白液渗自毛间，六味汤归柴及芍柏。《证治汇补》。精元素滑，处方每忌沉寒；痞滞中焦，见症都由湿热。《生生子医案》[②]。

---

① 卮（zhī 枝）：古代盛酒的器皿。

② 《生生子医案》：即孙东宿医案，见前注。

附：《医级》溺血摘要

先痛后血，病从实论；先血后痛，症作虚评。桂圆酒，蒲茸丸，溺血久者必效；小蓟饮子，桃仁四物，即元戎四物汤。溺紫黑者必斟。肝脾流赤浊，龙胆泻肝七正散血淋方；中虚泄后疼，补中益气汤丹皮栀子荷蒂。自注云：溺前痛，多膀胱小肠之滞；溺后痛，乃心肝胃肾之虚。其有痛而泄溺，溺泄而复痛者，此虚中有滞未清，当消息其虚实多寡，以调导兼理之，庶乎有当。

痰　饮

痰因火动，饮自阴凝，由气而化，本湿而生。欲识伏痰，当心似阻；何知留饮，面色鲜明。本仲景。外饮内饮异症，主脾主肾殊方。治饮不当治咳，仲景云：饮家而咳当治饮，不当治咳。通腑即是通阳。开太阳苓桂味姜汤则浊自下走，暖少阴真武汤、肾气丸则湿自内攘。摄肾固真，治痰之本；熟地、枸杞、补骨脂、胡桃、茯苓、五味、远志、牛膝、车前。温中泄浊，涤饮之纲。苓桂术姜汤加苡仁、泽泻。肺逆喘肿，越婢汤合乎小青龙汤；浊泛阳微，肾气丸继以真武汤。支脉结饮，宜通上焦之阳；薤白、瓜蒌皮、半夏、茯苓、桂枝、姜汁，又桂苓味甘汤。悬饮流入于胃络而酸痛，或左胁肋痛疼，当进辛甘之伍。吐酸者，桂枝、半夏、茯苓、附子、川椒、姜汁。左胁痛，姜、枣、桂枝、人参、茯苓、炙甘草。邪结肺卫兮，气喘，咳吐浊沫，不能着枕，肺右大弦，遇寒病发。葶苈大枣应需；温经通络兮，背寒、短气、背痛应心，贯胁入腰。蜀漆川乌必佐。桂枝、白术、厚朴、茯苓。痰流胃络，进二阳太阳、阳明开阖之方；见前左胁痛一方。饮聚阳伤，与外台茯苓饮之剂。又小青龙汤去麻辛。猪肚丸止湿热之白浊遗精，痰饮下流；桂枝、茯苓白术、甘草饮治胸满而短气。右并约《指南案》论。且夫痰之为患也，既流而善幻，亦伏而多顽。喜在暗处兮，脉伏妄言；遍身生块兮，块即痰也。头晕欲颠；冷痛而满腹攻注兮，频涌吐夫胶冷涎。或胸膈大疼，疼止而膝骬[1]极痛；痰饮随气升降也。或无端喘满，不咳不吐痰。喘已而水肿绵延；腿脚阴囊尽肿。或心腹冷痛吐清涎如鸡子之白；或脉劲类真脏之弦。凡此之类，医案厘然。右并约《名医类案》[2]。至于四饮各有见证，《金匮》治法当宗，痰凝心肺类胃翻，吐逆呕食，呕甚出物似痰非痰，似血非血，胶稠色褐，胸胁胀痛彻背，作反胃治肺痈治益剧，此由郁怒，血与痰交缠于心肺也。酒煮常山红花可吐；出紫黑痰块盆许而愈。痰伏胸中不得出，喜闻爆竹声。牛黄姜汁、竹沥宜冲入治痰药。芎辛汤佐防风，疗头风之似痫症；狂叫歌哭，一边眼与口角吊起。二陈汤黄芩等丸服，愈目昏而脉浮

---

① 骬（kē 科）：膝骨也。

② 《名医类案》：原本作《名医案类》，系错置，故改正。

洪。火载上行故也。并《续名医类案》①。痰火上升则面赤足冷，绝似孤阳；罗谦甫案。痰挟火则目暗耳鸣，宛如亏症。《医门法律》。勿混虚寒，均宜谛审。他如脚气发黄，拘挛颤振，疟痢痛痹，一切奇病，并有属痰之因，当博求诸古训。

附：《医级》摘要

偏弦者饮，饮留肺经者，每沉潜而不弦；盛滑者痰，痰自虚生者，但平缓而不滑。

膨满胸膈，牵钓经输，行吐法捷效；流注胃肠，硬满下腹，惟得下乃安。

甘遂半夏，为行散水饮之需；枳术丸牡蛎椒目，乃饮结消补之剂。薤白瓜蒌，疗咳嗽卧难掣痛；半夏茯苓乌药桂枝，通饮流背胁痠疼。

附：辨痰色

液所以养筋，涩而不行，则痰聚于膈上而手足弱。火痰色黑老痰胶，湿痰色白寒痰青。又咳白痰者，肺感风寒也；绿痰，脾胃有湿也。久不愈，成肺痿，难治。

---

①《续名医类案》：清医家魏玉璜著。魏玉璜，名之琇，别号柳洲，浙江杭州人。还著有《柳洲医话》等。

卷　二

咳　嗽

咳因气逆，嗽以痰生。外感六淫异法，内伤诸候分因。木叩金鸣，当肺肝之并究；阿胶、鸡黄、生地、天冬、女贞之属。肾虚痰泛，必金水以同宁。都气饮，喘逆者加青铅，或六味、右归加麦冬、五味。土不生金培戊己，脾胃。补胃用甘凉，补脾用甘温。堪期遄[①]喜；心能刑肺泻丙小肠火丁心火，可望旋安。寒热相包，麻杏石甘汤为圣药；（《医级》赋云：嗽而渴饮声嘶体痛者，亦宜麻杏石甘汤。）气冲劳嗽，生脉散六味丸是神丹。嗽久而巅胀喉痹脘痞，治肺无效，厥阳肝风为患；牡蛎、阿胶、青黛、淡菜。咳甚而耳充鼻塞窍闭喉痒，胆火相干。羚羊角、连翘、栀皮、薄荷、苦丁茶、姜皮、杏仁、菊花叶。右并约《指南医案》。至于内外合邪，《内经》所谓形[②]寒饮冷则伤肺，及暑湿之邪与素蕴之热相合是也。非青龙汤治形寒饮冷即宜白虎汤治暑湿内热；咳而且利交病，由肺热亦

---

① 遄（chuán 船）：急速也。

② 形：原本作“刑”，形误，今据《灵枢·邪气藏府病形篇》中“形寒寒饮则伤肺”句改。

属肾寒。二症水火不同，总以回护中气为主。《医门法律》。附子理中汤能痊寒嗽；葶苈大枣汤最快郁痰。吐痰极多，喘咳面黯，胸膈不利。天行暑湿咳嗽且头疼，姜汁葱姜汤调益元为散；久嗽频年无他症，乌梅百部煎膏。虫蚀肺而嗽者，用乌梅、百部，见李士材案。无则但宜一味百部膏。右并《名医类案》。小儿夜半嗽频仍，肾虚是拟；人参固本丸，加阿胶、蒌皮。（董氏《医级》云：夜间嗽者，宜佐血分药，如红花、当归、香附、青蒿、知母之属。）喘家鼻扇脉洪大，肺胀奚逃。越婢汤加半夏。嗽兼呕而属肾虚与胃咳不同①，地黄丸效胜；嗽且热而由伏暑，白虎汤功饶。佐天②水散，并《名医类案》。热蕴肺肝，发热喘咳，六脉数大，两颊俱赤。丹皮倍入逍遥散；下虚喘急，多痰不能仰卧，两尺脉独大而软。枳壳桔梗半夏甘草汤下地黄丸一两。万密斋③案。肺燥胃湿性偏殊，治燥咳妙参敛散；治秋伤于燥，冬生咳嗽之症，惟《千金》麦冬汤、五味子汤二方，燥湿互用，敛散参投，独得其秘。张飞畴④《治燥咳论》。秋冬嗽辄甚，清郁热法有两端。老瘦而脉洪滑者，三补丸加酒炒大黄、贝母丸服，每年立秋前，服滚痰丸三五十粒；脆弱兼虚症，脉浮缓而濡者，补中益气去升、柴，加黄芩、麦冬、五味，病发即进。汪

---

① 与胃咳不同：原本此句错置成“与咳不胃同”，今移正之。

② 天：原本此字错置成“名天医类案”，今移正之。

③ 万密斋：明医学家，名全，祖籍豫章（今江西南昌），寄寓于湖北罗田。著有《万密斋医学全书》。

④ 张飞畴：清医学家，名倬，长州（今江苏苏州）人。名医张璐次子。参订其父著《张氏医通》等。

石山案。

附：《医级》摘要

暑风咳，藿薷汤最效；风湿嗽，神术为灵。先咳后泻肺热移，葛根芩连汤甘桔汤；先泻后咳脾湿动，五苓散胃苓汤陈平汤。燥淫而致槁烁，资荷露蔗浆以救液；温热而动痰火，赖冰雪水鲜地黄汁以除焚。火亢刑金，犀羚胆菊；阴虚木僭，鸡子胶连。

喘 附：哮喘

治喘大法，当别两途。在肺为实，在肾为虚。实而寒兮，必挟凝饮，上干阻气。杏仁、厚朴桂枝汤、小青龙汤并主；实而热兮，蕴伏之邪，蒸痰化气。石膏甘草麻黄杏仁苇茎汤同需。若虚喘之治例，分气脱与精伤，填精必资浓厚，镇摄之品兼襄。从阴兮青铅入于都气丸，从阳兮肾气丸加以沉香。倘其吸伤元海，气脱根浮，草木无情难恃，人参紫河车紫石英五味子宜投。续元真于顷刻，补天之治谁侔。肺气壅而喘满濒危，疮毒内闭，小便不利，三焦闭塞。用中满分消之法；葶苈、杏仁、桑皮、厚朴、猪苓、通草、大腹皮、茯苓皮、泽泻。支饮逆而肝升莫制，因努左胁气冲即喘，背上一线寒冷，直贯两足。宗《金匮》旋复花之汤加半夏。气散失纳，肾液已枯，老年久嗽，身动即喘，喉舌干涸，大便干涩，小便如淋，非病也，衰也。枸杞、熟地胡桃补骨脂青盐牛膝巴戟天；阳虚浊饮泛，冲①逆妨卧。人参猪苓泽泻附子、茯苓干姜。补土生金，气虚劳烦哮喘。建中汤去姜加人参最妙；下虚上实，肾气不纳，厚味蒸痰。早晚分治为长。熟地、萸肉、龟甲、阿胶、牛膝、茯苓、远志、五味、磁石，秋石蜜丸。早服。卧时另服威喜丸。竹沥、姜汁泛丸。右并仿《指南案》论。又如逍遥散入茱连，治郁喘而当效，脉涩肢冷拂拂，气促而喘，此火郁之症。《医贯》②。白虎汤加瓜蒌仁枳壳、黄芩，疗火喘以弥良。初虞世③。喘作而得食坠下稠痰稍止，稍久，食已入胃，反助其火，喘反大作，此痰火上升之症。不尽中虚；戴复庵④。右二案并详见《证治准绳》⑤。虚喘半月而投温补药暂安，未堪深恃。子时一阳初生，惫极而肾气不升，至寅时而仍死。高氏案。肺胀向推越婢汤，或纯用收敛而痊；《医统》⑥云：宜五味、乌梅、粟壳、款冬、五倍子之类。久喘廿余年多属肺虚，或独清阳明而止。喘症虚实，不可专执新久为断。《医贯批》⑦若夫哮

---

① 冲：原本作"衢"，形误，今改。

② 《医贯》：明医家赵献可著。赵氏字养葵，浙江鄞县人。另撰有《邯郸遗稿》等。

③ 初虞世：宋医学家，字和甫，居灵泉山（今河南襄城）蒲池寺，后为僧，以医名天下，著《古今录验养生必用方》等。

④ 戴复庵：名熠，南宋永嘉（今浙江温州）人。有谓明·戴原礼撰之《证治要诀》《证治类方》二书，本为其所作。

⑤ 《证治准绳》：又名《六科证治准绳》，明·王肯堂著，参见前《伤寒准绳》注。

⑥ 《医统》：即明·徐春甫编撰的《古今医统大全》。

⑦ 《医贯批》：疑为徐大椿所作之《医贯砭》。

喘之患，遇冷辄剧，一属骤寒包热，越婢汤加半夏相宜；一由中外皆寒，参苏温肺汤为合。娄氏。所以痰气宿哮，肺俞为病，病发搜邪，病去养正。肾气丸真武汤，平时治本法偏佳；葶苈大枣汤、小青龙汤，临急救危功独胜。《临证指南》。

附：《医级》摘要

喘症虚实迥别，凡气机虚促之人，其感无论内外，病则喘象随形，倘无实证而误攻之，其变甚速。

定喘汤金沸草散，治肺寒膈热痰嘶；贞元饮金匮肾气丸，疗元海无根气竭。恶寒反渴者，亦宜温清并用。

失音

盖闻金空则鸣，金实无声，或金破碎亦无声，并令失音，是以外寒内热①，无如麻黄杏仁甘草、石膏汤；胆火烁喉气燥喉痹，必用桑叶丹皮鸡子白。又麦冬、生扁豆壳。肺失清肃，喉干失音。自属液亏；泻白散加麦冬、桔梗、马兜铃、枇杷叶。病阅春秋，秋燥咳嗽，冬月失音，至夏未愈。依然金实。麻杏甘膏汤加射干、苡仁。爰有久咳失音，喉痹为殃，沙参甘草、生地茯神，麦冬石斛阿胶鸡子黄。血后音哑而便溏，与甘缓平调之法；扁豆、白芍、炙草、石斛、山药、米糠、

① 外寒内热：原本作“外寒因热”，今改。

大枣。劳损食衰而喘泄便溏，选脾肾两补之方。熟地、五味、山药、茯苓、芡实、莲肉。至如木火铄金，热痰壅遏肺窍，内夺而厥则为喑痱，龙相之火上炎兮如燎。凌烁肺金，久咳失音。凡泻实而补虚，总宜甘润而忌苦燥。右并约《指南案》论。若夫五脏之病，并能为喑，忧思心惊恐肝，酒色肾怒瞋肝，饥饱劳役脾，火燥刑金肺，或热极骤饮冷水，与风邪寒气暴吸同因。《景岳全书》。肝脉骛暴[1]有所惊骇，脉不至而声喑，《内经》言不治自已，景岳谓宜用降气汤、七气汤（七气汤即《局方》四七汤）及润下丸为治；风中廉泉而不语，因醉卧当风所致，右关浮而滑，脾脏连舌本故也。荆沥化至宝丹而宁。《名医类案》。劳嗽失音，集灵膏，人参、枸杞、牛膝、二冬、二地、熬膏加蜜可效；用此方加减治二人，皆发痔而愈。魏玉璜案。阴寒或逼，八味丸宜吞。《治法汇》批。及乎亡血产后，叫号喉破，治法并主补虚，或可免于沉痼《治法汇》。

附：《医级》摘要

火为寒激而烁沙，得温开以即愈；枳、桔、姜、蔻之属。邪变风虚而声息，必开敛以调培。劳风血风，宜秦艽扶羸[2]，或与人参荆芥；肾虚内夺，需元参丹皮肾气丸，或投左归饮十全大补汤。风寒需羌活葛根柴

---

① 肝脉骛（wù 务）暴：语出《素问·大奇论》。王冰注：“骛谓驰骛，言其迅急也。”又谓直骋曰驰，乱驰曰骛。

② 羸（léi 雷）：瘦弱。原本作“嬴”系形误，今从原方名改。

胡、细辛，痰火与黄芩黄连陈皮半夏。怒损解肝煎，四七汤加白芍、砂仁、陈皮降气，歌伤甘桔①汤清音。

肺　痿 附：肺痈　劳风

徐氏曰：余妄病肺痿，涎沫成碗，用《千金》一味甘草汤，服过半月，痰少而愈，但最难吃，三四日内，猝无速效耳。

肺痿何因，津枯液燥。多由汗下伤正所致。润燥生津，补虚为要。肺之小管宜通，清火热以复肺之清肃毋耗。补母益胃阴救子，应师《金匮》之麦门冬汤；滋燥益虚，必仿《外台》之复脉。炙甘草汤。过辛伤正，甘缓如沙参麦冬南枣饴糖；阴损阳衰，液伤正虚。填补若参芪归身、白芨。实宜丝瓜子桃仁，又芦根、苡仁治肺气不降，咳痰呕逆。虚利苡仁百合。右约《指南案》论。乃若肺冷多涎沫，头眩不咳不渴，必遗尿小便数。亦宜温养；用炙甘草、生姜，与虚劳异治。《治法汇》。肺痿多不渴，勿摈②生津。不可因其不渴而反用燥热之品。《医门法律》。肺痈为阳实而血凝，热邪壅兮宜泻；始宜散邪，次宜下气，又当分杀其势于大肠，令脓血下行为妙。同上。劳风必恶风而振寒而出青黄涕，本《内经》。痰涎滞兮当清。此症由风寒入肺，若误以为肺痿、肺痈，则失之远矣。《兰台

① 桔：原本误作“结”，今改。

② 摈（bìn 殡）：排除、抛弃。

轨范》①。

附：《折肱漫录》

谚云：伤风不醒结成劳，盖金水为子母，金伤则不能生水，水不能制火，火乘金而益败，此劳嗽失血之症，所由成也。故肺病极宜断色欲。

肺痹 合胸痹

肺为娇脏，不耐邪侵，清肃何为痹塞，大端不外六淫。因风则宜牛蒡桑叶薄荷之属，因寒则用麻黄杏仁之属。桑皮苡仁滑石通草，又威喜丸，主乎湿病；梨皮芦根枇杷叶紫菀，治乎燥因。开气则香豉瓜蒌皮苏子桔梗、白豆蔻，清热则石膏花粉栀子羚羊角。盖夫肺主百脉，为病最多：苇茎汤理上焦之气壅，葶苈大枣汤法救上痹之危疴。肺病肠痹，清其脏而腑自利；胃病治肺，调其子而母自和。湿热伤金，银花贝母羚羊角、连翘威喜丸；婴儿喘急，泻白散苡仁、竹沥冬瓜仁芦根汁。右并约《指南案》论。若乃似喘不喘，气闭不宣，咽嗌不利，肺痹为愆。息贲如何？语言蹇涩，胸如物碍，上下痞塞。至如胸臆窒痛，呼吸气粗，是为肺疝，审证毋讹。痛则为肺疝，不痛则为肺痹息

① 《兰台轨范》：清·徐灵胎著，见前注。

赍。《证治百问》①。胸痹胸中阳虚不运，久而成痹异乎胸痞，痞因不一，痹则但有寒症。瓜蒌薤白白酒汤何神，方本《金匮》，叶氏宗之，加减而治。流运清阳为主，随机加减斯灵。上病宜宣，脉伏气壅，痞胀格拒，在脘膈上部。三物白散可吐；方详原集。阳微不运，白术甘草、茯苓桂枝同遵。右约《指南案》论。徐注云：葶苈汤治肺痈；气走于经，而为一身面目浮肿，攻于肺窍，而为鼻塞清涕出，不闻香臭。酸辛相合，则表里均平，故先用小青龙一剂，而后专泻肺家之热，亦拯危之巧思也。

附：《外台秘要》

炙甘草汤治肺痿涎唾多。徐氏注曰：此方以生津润燥为主，桂枝性热而不嫌峻者，桂枝得甘草，正所以行其热也。

附《千金方》②

韦茎汤治肺痈。注曰：苇茎解阳分之气热，桃仁泻血分之结热，苡仁下肺中之湿，盖胸中烦满是挟湿也，瓜瓣清结热而吐败浊。

---

① 《证治百问》：为明医家石楷撰，取材于明·刘默（字默生）之《证治石镜录》，参见前《伤寒五法》注。

② 《千金方》：又名《千金要方》。唐代著名医学家孙思邈著。孙思邈，又称孙真人，京兆华原（今陕西耀县）人。另著有《千金翼方》，两书各三十卷。

脾　胃 合不食

脾胃之论，必当分析，脏腑之体既殊，脏宜藏，腑宜通。阴阳之性自别。脾属己土为阴，胃属戊土为阳。所以胃司纳食，脾主消磨；脾宜升而始健，胃宜降而后和。于是养胃阴以扁豆石斛沙参、麦冬，通脾阳以白术茯苓干姜附子。升降有法，东垣已详，甘缓养营，建中汤不误。阳明阳土得阴自安，太阴湿土，得阳始运。腑病以通为补。浊阴易聚，胃阳不旺。当进温通；良姜、草果、红豆蔻、厚朴、生香附、乌药。清阳失司，脐上聚气横束，食难用饱，三四日一更衣。宜宣痹阻。薤白、瓜蒌汁、半夏、姜汁、桂枝、鲜菖蒲。况乎九窍不和，病伤不复，不饥不纳。都属胃病，欲令胃气下行，须用甘凉濡润。麦冬、麻仁、炙甘草、生白芍，冲甘蔗汁。若其胃汁全亏，心营热入，此以下俱论不食。假寐惊跳，不饥不食，麦冬生地麻仁，知母银花竹叶。风湿气阻，杏仁蒌皮橘皮滑石郁金连翘；病后不餐，知母、石斛茯神、佩兰叶莲子大麦仁。右并仿《指南》按论。又闻两关脉沉弱，病脾数年，食少神瘁，服补脾肾药罔效。当培己土之失①；脾以肝为用，助肝则脾自舒，以参、苓、归、芍、陈、草、防风数十剂，遂善啖肥浓，宿疾脱然。《芷园臆草》。右尺脉偏洪大侵

---

① 失：原本误作“夫”，据文义改。

上，右寸微沉，口干饮冷，连年不食，诸治不效。宜抑三焦之火。升上而侮金，以黑山栀为末，用人参二分、麦冬一钱、乌梅二枚，冲汤调服二茶匙，二服即知饥喜食，旬日全愈。易思兰①案。能食而不化，病在脾。温肾以壮脾阳；肾火能生脾土。能运食下安然，但不思食，病在胃，补心火可生胃土。枣仁、茯神、远志、菖蒲、莲子之属《石室秘录》。收纳胃阴谁最妙，思食丸以乌梅四两为君；木瓜半两，麦芽、神曲各二两，甘草、茯苓各二钱半，蜜丸噙化，治反胃恶心，不思饮食。徐氏云：用乌梅、木瓜，方甚巧。《兰台轨范》。斡旋仓廪又何方，二神丸，肉果、五味子以木香作辅。使之斡旋仓廪，仓廪空则能受物，屡效。《瑞竹堂方》②。

附：《医级》摘要

浊不输而清不化，则为头足肿浮；食行阴而不行阳，必聚脐旁动气。面痿黄而喉腥脘痛，加韭汁于越鞠丸；食不进而四肢倦怠，入参术于和中饮。恶心嗳腐吞酸者中虚，六君理中丁蔻；饮泛酸嘈上冲者虚逆，理阴煎金水六君煎丁沉。

附：《折肱漫录》

凡人脾胃气虚，而饮食难消者，必以参术为主治，而少佐以消导。初服或觉痞闷，闷后必得渐爽，

---

① 易思兰：明末医家，名大艮（gěn 根上），江西抚州人。存有医案十六则，后由卢复收集编成《易思兰医案》。

② 《瑞竹堂方》：全称《瑞竹堂经验方》，为元医学家沙图穆苏集，其名或译萨里弥实，字谦斋，蒙古族人。

若专治其食，则愈消愈虚，而食愈不消矣，此与治痰同理。

又云：枳术丸非健脾之药，不可多服。

三　　消 附：嘈杂

三消一症，病属何因，阴亏阳亢，津涸热淫。肾气丸助真火以化液，神效散一味文蛤取介属以生津。具通天之手眼，为万世之准绳。他如地黄引子，《易简》。消渴方、丹溪茯苓丸，黄芪汤、生津甘露饮，成法咸斟。原论谓其纷纭错杂，毫无成法可遵，然其方亦多有可采者，故易之。有如久困烦劳，体衰肌损，营络虚燃，善饥渴饮，犀角元参、生地麦冬柿霜甘草、地骨皮，又沙参还宜入固本丸。肝风上冲为眩晕，犯胃为消，生地阿胶甘草、生白芍，知母石膏，抑①有脏阴为病，水涸土焦，人参麦冬、梗米佩兰叶陈皮、石斛，肝病治胃乃仲景法良超。膈膜成燎原之场，肾阴虚，心火亢。玉女煎兮可法；阴液被元阳之烁，甘露饮兮能调。舌碎赤兮溲溺浑浊，肾阴虚兮胃火亢，六味加入二冬，旱莲草、石斛龟甲、女贞足尚。右仿《指南案》论。又闻食少善饥，茶饮不辍，便燥溺多，肉消脉涩，纯用滋填，何能已疾，爰合人参白虎，及乎七味白术散，微佐

---

① 抑：原本作“仰”，系形误，今从文义改。

桂附反佐升麻，以升清阳之炁。大剂浓煎频啜，参从治以升清阳，更静调而逐出厄。陆肖愚案。更有积劳不眠，上焦无渴，每夕去尿二升，浊液如膏羸极，归脾汤合大补元煎，三百余剂而病息。张景岳案。伏暑烦心而渴，火府丹略仿治淋；许学士案。心寒移肺而消，本《内经》。八味丸或参损益。即加减八味丸。胡念庵①。因蛲虫而病消渴，苦楝煎根；《医统》钩元。嗜海味而烁真阴，亦能成渴。蔗梨捣汁。《医宗说约》。至于食果太多，嗜酒成渴，枳椇汤下麝香丸，葛花煎调五苓散末。鬲消由心热移肺，本《内经》。蜜煮生姜；水阻而真液不潮于口，故渴，汤宜春泽。五苓散加人参。其他何药为佳，缫丝汤能泻膀胱中相火，引气上溯于口及生脉散。（如无缫丝汤，丝棉煎汤亦可。）张三锡②曰：渴家误作火治，凉药乱投，促人生命，必多服生脉散为佳。并《治法汇》。若夫阳升嘈杂，药用柔甘。心阳热而易饥，心热头汗，甘草小麦南枣朱砂和柏子仁茯神；脾阴虚而胃燥，甘凉濡润佐微酸。生地、二冬、女贞子、生白芍、石斛之属。凄凄戚戚水凌心，此阳虚似嘈之症。当温脾而逐饮；烦眩吞酸少寐恶心，似饥非饥嘈属痰火，必清胃以行痰。《指南案》论。

---

① 胡念庵：清医家，名珏，号古月老人，钱塘（今浙江杭州）人。订正、评论高鼓峰《医家心法》书等。

② 张三锡：明医学家，见前《治法汇》注。

附:《医级》摘要

参叶、绿豆、牡蛎、石决明、龟甲、菟丝、花粉、枸杞头、荷露,并治消渴。

痞

痞满何因,气结之恙。脾胃内病,苓姜桂甘汤法甘缓转旋清阳;六淫外侵,泻心汤辛通苦降。邪伤津液,酸味用佐苦辛;痞在上焦,清阳急宜疏畅。是以保和丸化食,白金丸驱痰。陈腐胶黏,脘腹热气下注,隐然微痛。栀子、豆豉郁金桃仁姜皮降香、杏仁协;热邪成痰凝阻,人参黄连郁金枳实半夏菖蒲攒。气结无形,不饥不食,不大便。投清养兮自合;石斛、甜杏仁、川贝母、麻仁、省头草。经络为病,疮痍外涸,脘胁反痹。治腑脏兮何关。钩①藤、生白蒺、郁金、白蔻仁、桑叶、橘红。劳倦挟伏邪,目黄头胀。姑仿三焦治例;滑石、黄芩、厚朴、半夏、杏仁、蔻仁、竹叶。湿浊阻遏,胸痞自利。另投化食汤丸。前方合泻心法,送保和丸。二条同一案。知母、黄芩枳实橘红,同竹茹滑而涤暑邪;阻气不饥不渴。麦大麦冬、石斛佩兰叶,协二陈汤去甘草以苏胃困。余暑未尽。营液久耗,气短神倦,脉微歇止。虽脘痞不食不耐辛通;服大半夏汤,脘痛不安,改用生脉散。清阳先伤,精气内损。

---

① 钩:原本误作“钓”,据药名改。

滋脏阴反增滞闷。桂枝汤去芍加茯苓。右约《指南案》论。又如阴火上炎而气结，或推知柏之良；炒黄柏，或少佐四物、知母。气药治痞而无功，勿恶芎归之钝。海藏曰：治痞独益中州脾土，以血药兼之。至于多郁人悲哀过度，或大怒后成痞，或痰中见血，或口中有血腥气，脉沉涩。但有瘀滞之征，从血治而可已。又有疾挟瘀血，或窠囊而作痞者。并《治法汇》。若夫痞因劳倦，思虑绝口不食。大补始克图功；参、术、归、地、姜、附之属，半月始愈。痞属纯虚，微补岂能遄喜。八物汤加参二钱，犹胀，加至三钱始不胀。张景岳、陆养愚二案。消补之宜互酌，权参术木香豆蔻之重轻；详陆肖愚案。肝脾之气不升，体倦胸痞，眩晕不食，脉寸关不透。与八珍汤加升麻柴胡而立起。卢不远①案。

附：《医级》摘要

宗气怯而略行破利，即未下而痞结亦形；凡膻中不足者，多言则气怯，感邪则胸膈不舒，少与枳、朴，反见痞结。中气虚而方病更衣，纵未攻而满结常见。中土不足者，受邪最易动泄，病时多泄，遂成满结，若此者，皆未尝误下也。故阳明经症，推明自结之条，则太阳少阳邪传，可推渐及之候。此本论伤寒痞满结胸，然亦通于杂症，故附摘于此。

---

① 卢不远：明医家，名复，见前《芷园臆草》注。

肿　　胀

肿本水淫，胀由气痞。风湿气热，并属外来，是则有余，即为阳水；若夫阴水多生于大病后，根源实种于内因。脾肺虚弱兮，水道不行；阴亏溺少兮，虚火铄金；心火刑肺兮，肾水奚生；设投分利兮，肿症斯成。胀病之本，因热因寒，或始因于寒，久郁为热，或始因热中，末传寒中。气血湿郁，虫积停痰，皆能作胀，治贵详参。是以湿流下部，分利为先；五苓散、防己、通草、椒目、海金砂之属。湿壅三焦，分消是拟。杏仁、厚朴、莱菔、葶苈、桑皮、木通、郁金、茯苓皮、海金砂、赤豆皮之属。泻心汤法治湿郁热兼，五苓散宜湿深着里。小温中丸疗气血郁结而夹湿热之久留，鸡金散鸡内金、沉香、砂仁、陈香橼痊湿热之积滞兼气郁；若湿热与水寒之交横，气喘尿少，通身肿胀。有禹余粮丸之专治。湿上甚而为热，麻黄杏仁、石膏苡仁之属；湿下着而为痹，加味活络丹等剂。薤白瓜蒌，宣腹胁之痹结；制大黄归尾，逐经络之凝瘀。又如神芎丸神保丸，控涎丹玉壶丹，酌乎轻重，痰饮水积能驱。若其胃阳虚者，参苓必进；脾阳馁者，术附必投；更有伤及①乎肾阳，济生八味丸宜求。且夫治肿以清肺为先，（车轴

① 及：原本误作“反”，今据文义改。

木利水，可治水肿。《医级》。）治胀以通阳为急。胀兼寒战为阳郁，四逆散可以参投；肿由六气或肝强，八味丸每多扞格[①]。肢寒脾约，乃清阳之久痹；营卫不行，津液不通。鼻衄牙宣，由气血之交结。脉实为瘀，骤胀属热。滞浊既下兮，病不在肠；二便俱调兮，胀非有质。右并仿《指南案》论。抑又稽之，胀满如逢伏脉，六部脉皆不出，或肿甚须以指推开重按之。汗法当知；浮肿有类伤风，一身面目悉浮，鼻塞咳逆，清涕流出。青龙先进。小青龙汤二三服，却进消胀药。气虚不敛，恶用辛散之剂反甚却喜酸收；白芍、五味、少佐益智。面赤足寒，胸腹胀大，发烦躁渴。用热药吴茱萸、附子、人参须教冷饮。此症因酒后入内，服此药而愈。血蛊之候，见症尤详：烦躁喘闷兮，厥逆惊狂；口燥便秘兮，腹病面黄；胸紧胁胀兮，多怒善忘。又小便多，大便血。忌耗气利水之剂，参喻氏案。宜导瘀活血之方。右并摘《治法汇》。饮家脉滑而洪，香莲丸善清湿热；女子脉弦而滑，痛胀如臌，四体骨立，气薄血室也。苏合香丸服三日而腰作痛继以硝黄。下污血而愈。《名医类案》。若乃欲洁净府，先开鬼门，麻黄杏仁配乎八[②]正散；肿家淋涩如神，倘时值乎夏月，苏叶防风杏子亦灵。张隐庵[③]案。酒蛊最危而难治，景

---

① 扞（hàn 捍）格：抵御，阻挡。此犹言格格不入。

② 八：原本误作“人”，今从方名改。

③ 张隐庵：清代医学家，名志聪，钱塘（今浙江杭州）人。撰有《伤寒论宗印》《侣山堂类辨》《本草崇原》等。

岳论。虫蛊善食而唇红。腹疼发热，四肢瘦削，咽中两耳俱疮，脉滑数，服阿魏积块丸，三下其虫而消。孙东宿案。蒸脐法堪襄参附之绩，金液丹能济汤散之穷。浊气上乘，六味入肉桂沉香可用；清阳下陷，四君加羌活殊通。详《续名医类案》。

附：《证治发微》肿胀论

火性炎上，水性润下。消渴症，不交而火偏盛也；水气症，不交而水偏盛也。故小火不能化大水，必先泻其水，后补其火。开鬼门，泻在表在上之水也，洁净府，泻在里在下之水也。水势既减，然后用暖药以补元气，此治水肿之次第也，唯涉虚者，不拘此论。

又云：肿胀实证，阳邪急速，其至必暴，每成于数日之间，必先胀于内而后肿于外，脉必滑数有力，症必便秘尿赤。虚症日积月累，其来有渐，每成于经月之后，必先肿于外而胀于内，脉必弦浮缓细，症必便溏尿清。

又云：单腹胀，面目手足硬者不治，遍身通红者不治。

附案

予治一人，年四十余，戊寅七月患三阴疟，发时大渴引饮而小便却少，至次年三月，疟未止而肿胀殊甚，面浮腹膨，囊湿跗肿，小水短赤，食入膜胀，不能夜饭，或治以理中合小温中二丸，及鳖甲、栀、芩、二陈、苓、泻等，俱无寸效。诊其脉沉大而迟，乃用济生肾气丸作汤服，二剂后，肠鸣甚喧，大泻，一日夜二十余次，腹肿顿减，小便反清而长，食始增而疟亦止。志此以见小便赤之不尽属于热也。

积　　聚

积由脏生，聚为腑病。阴主静，则坚而不移；阳主动，则移而不定。于是白芥子蛤粉以豁凝痰，鸡肫皮、芦荟以宣滞着。辛温入络，略同治疝之方；归须、延胡索、官桂、橘核、韭白。气血分消，伏梁病，脉数坚。微佐削坚之药。桃仁、郁金、茺蔚子、枳实、厚朴、茯苓、通草。（陈藏器①曰：昔有患痃癖者，取大蒜，合皮截去两头，吞之，名曰内灸，果效。）阳微浊踞，下午倦甚，暮夜痛发。须人参吴萸姜汁、半夏之俦；又茯苓、川楝子、牡蛎。气聚成形，脾胃受伤。藉白术厚朴鸡肫皮、黄连之属。又陈皮、姜渣。湿蒸气滞酿湿热滞，郁而为热，六腑滞浊为聚。仗缓剂以缓攻；川连、芦荟、鸡肫皮、木香、青皮、莱菔子、山楂、厚朴、蒸饼丸。病久正伤，必疏补之互酌。即气聚成形。伏梁之病在络，脉左数大兮可征；

---

① 陈藏器：唐著名药学家，四明（今浙江宁波人），撰《本草拾遗》。

厚朴、青皮、当归、郁金、益母草、茯苓、泽泻。瘕痞之突右胁有形，按之无疼，痰凝脉络。佐针刺宣通灸而易却。景岳亦谓坚顽之积，非用火攻，终难消散，予尝验之。乃若劳伤血痹，癥瘕斯作。右胸胁形高微突。初为气结在经，故胀痛无形。久则血伤入络。故形坚似梗。归须桃仁牡蛎郁金、生香附水香川芎，蜣螂䗪虫须并索。又夏枯草，用酒曲末糊丸，酒下。右仿《指南案》。唯夫阴虚宛似肝积，宜养血而禁用攻消；一少年咳血，左胁有块攻痛，脉弦细而涩，作阴虚治，用四物加知、柏、元参、丹皮，不六剂顿愈。张三锡案。肾气传于膀胱，经误药而遂成石块。少腹分为三歧，按之痛甚，两尺脉独洪盛，用附子理中汤，三剂而消。《寓意草》。抵当汤行血十枣汤行水，不瞑眩而厥疾勿瘳；果有积痰死血，实则方可用之，虚者不若以淡渗药加姜汁、竹沥以治痰韭汁桃仁之属以活血，取以渐而平而弗贻后悔。《治法汇》。枣膏丸葶苈、陈皮、桔梗等分，枣肉和丸桐子大，每五七丸，米饮下治息贲肺之积，在右胁下而诚良；《本事方》①。理中汤消坚块而谁代。见上肾气条。半衰而止，经云：大积大聚，其可犯也，衰其大半而止，过则死。毋为穷寇之追；早治为宜，勿伤胃气，但宜和解软坚。莫致久延之殆。若待胀满已成，则无及矣。《病机沙篆》。

附：《医级》摘要

左胁积属瘀留，而食气溢于大络者，亦痞留在

---

① 《本事方》：宋·许叔微著，见前许学士注。

左；右胁块因风湿，乃瘀积停于肺胃者，偏着右攻疼。五脏之积，伏梁、息贲、痞气、肥气、奔豚。每难攻伐；杂邪之癖，气、血、痰、食、饮、食积之属。不碍消攻。

附：《折肱漫录》

予偶食犬肉一块，遂觉停滞，煎芦根汁饮之，右胁下大痛，按之有物如鸡子，予不敢用攻治，当极痛时，亦不敢服药，俟痛稍定，气虽痞，即用六君加木香等行气之药，竟得痊可。若误用攻伐，不知死所矣。

噎膈反胃

究噎膈之由起，乃阳结于上而阴枯于下，治宜养心脾以舒结气，填精血以致冲和。抑或开痞通阳，调和胃腑，黄连、人参、枳实、半夏、竹沥、姜汁之属。进退黄连汤有方，附子泻心汤亦可。若其肝胃阴枯，肺津亦槁[①]，酸甘济阴，泽枯润燥。麦冬、生地、柏子仁、甜杏仁、黑芝麻、苏子、松子仁之属。并绞汁滤清，炖自然膏。又如液亏气滞，及阳衰血瘀，理气半夏、枳实、茯苓、竹沥、枇杷叶之属行血，血络兼舒。桃仁、红花、延胡索、川楝子、郁金、蒌皮之属。至于

① 槁：原本误作“稿”今改，下同。

肝郁气逆，宜厥阴阳明之两通；茯、夏、橘、杏、姜、沥之属。酒食郁伤，肺胃气不降。用清降苦辛以为主。苓、夏、连、枳、香豉、姜汁之属。若其胃阳本虚，及夫忧郁痰阻，噎膈胃翻，食入即吐，通补胃府开浊为先，参、苓、姜、夏、吴萸、荜拨、丁、附之属。利膈清痰是佐。杏、桔、橘、夏、黄连、蒌皮、姜、沥之属。惟夫反胃之成，多由脾肾无火，当益火以消翳，亦通阳而补土。人参、茯苓、附子、干姜、泽泻之属。右并仿《指南案》论。且夫噎膈由胃阴之亡，反胃属关门之槁。吐如酱汁，阳明枯涸之征；便若羊矢，大肠无血之耗。左归饮佐以当归、生地去茯苓，治此症大有元机；四物汤加入桃仁麻仁，配大黄酌乎多少。《己任编》。灵脂和韭汁，丸龙眼大，每服一丸，好酒下，不过三服效。治瘀停胸膈弥良；好饮滚酒，及怒后即食者有之。《治法汇》。承气制汤或丸，疗槁在幽门恰好。《东庄医案》。左脉无力，香燥之品须捐；《医统》钩元。大便如艰，开肺之方亦妙。紫菀、苏子、杏仁、桃仁、郁金、枇杷叶。叶案。畅卫舒中汤：香附、苏梗、沙参、南木香、苍术、贝母、连翘、川芎、神曲、桔梗。兼服八味丸疗气膈，饱闷呕酸，脉沉、便燥。通补须兼；《易氏医案》①。脉沉腹小腹痛复大便难，消瘀当效。《治法汇》医案。

---

① 《易氏医案》：即《易思兰医案》，见前注。

附：《医级》摘要

饮入而食不入，卫气先亡，胡桃膈丁茱冀效；食入而水并出，营气亦竭，泡蒸柿饭常餐。日以柿饼蒸透，和饭嚼服，得咽下不反则渐平矣。高粱稷实也米灶，藉消陈莝①；干漆童便，用散瘀留。瓜蒌入丁香、牙皂，泥涂煅研末服神方；驴溺猫胞，热饮研调开药。桃膈蝉膈枫实，通气开膈如神；紫金丹鸦片烟狮子油，通膈润肠并效。

又云：凿柄木屑为噎膈之仙方。

呕 吐

呕吐如何施治，泄肝安胃为纲，胃阳分火之盛衰，肝阴察液之存亡。辛热通浊阴，苦降为佐；真武、二陈、理中、良姜、桂枝、益智、吴萸、厚朴、川椒之属。辛甘补中脏，专理胃阳。椒梅可襄。热邪内结而吐酸，泻心汤必效；寒郁化热而灼胃，温胆汤诚良。至于胃阳受伤，积物上涌，虽更衣之愆期，投附姜而无恐。胃口大伤哕吐青绿水，肝风大动胃翻空，阿胶生地大麻仁、人参小麦大枣，熄风镇胃有殊功。呕胀痛从少腹冲，以浊攻浊与治疝瘕

---

① 陈莝（cuò）：陈，陈久；莝，切碎的草。又《素问·汤液醪醴论》有“去菀陈莝”句，是言除去郁积已久的水液废物。

同。韭根、吴萸、小茴、桂枝、茯苓、两头尖。黑绿稠涎苦水属下焦，浊邪犯胃。椒乌梅人参茯苓、紫石英桑螵蛸；食入不化无阳症，附子粳米、干姜半夏法尤超。冲脉气逆痛呕频，病由肝肾内伤因，苁蓉杞子当归桂，沙蒺藜鹿角霜与茯苓。右并约《指南案》论。（董氏《医级》云：滞下吐者多寒。）又闻呕为气病，声与饮俱出。吐属血病，食出而无声。上脘则呕多吐少，下脘则呕少吐多。《病机沙篆》。呕家病多表症，吐者里有寒邪。《伤寒溯洄》①。血不归源，十全大补汤加以半夏藿香；《薛氏医案》②。水不生木，脉左关尺洪。四物汤去川芎益以黄芩砂仁。吐不作声兮，虚症可察；晨食午吐，午食夜吐，吐而若无拦阻者。胃气大虚也。吐兼浑身作胀兮，肝气实也，不治堪嗟。并《慎斋遗书》。至于口吐清水，其因有五：因寒而致者胃寒；已食而作者食阻；食少而吐，气虚何疑；胸膈漉漉有声，痰饮可悟；心腹时痛，当与驱虫。《证治汇补》。热症如兼，鼻衄、嘈杂等症，属肝胃郁火。亦宜清火。六君子加黄连、石膏、竹茹。《生生子医案》。倘水泛为饮，觉自脐下上冲吐水不渴。景岳理阴煎可。《杂证谟》③。又如元气虚极，火气逆冲而勺饮不纳，药入即吐。黑铅二两入对症之方，贝母、山楂、石膏、人参、黄连、铁锈水。《证治百问》。浊阴泛而参药并哇，白通汤以猪胆汁、人尿为

---

① 《伤寒溯洄》：疑为《医经溯洄集》，乃明王履著。

② 《薛氏医案》：指薛己（立斋）医案。

③ 《杂证谟》：为《景岳全书》内容之一，景岳，见前注。

佐。叶案。吐如赤豆砂水兮，膈症呕涎。血积成瘀；卢不远案。色如墨汁兮，土虚水侮。膀胱之邪乘虚而侮脾土。《名医类案》。胃虚而久不纳谷，可煮伏龙肝，长流水澄清，炒陈米煎汤服；痰积而诸药不瘳，探以鹅羽。《治法汇》。若其恶食如仇，闻药即呕，异功散加入藿香砂仁，神曲陈仓米伏龙肝是偶。稍冷服，治数十人多效。虞恒德①案。又或阴虚，邪气逆上，窒塞呕哕，不足之病，此地道不通也，气升呕哕，治主通幽，归、地、桃仁、甘草，微加大黄、芒硝。卓哉妙手。《治法汇》。更有蛔扰膈间，闻药辄吐，剂中加入川椒，或先饮椒汤亦可，如用辛温，冷饮方妥。戴氏。他如漏气有症，身背热，肘臂牵痛，其气不续，膈间厌闷，食入呕吐，麦门冬汤主之。走哺有方。二便不通，气逆不续，呕逆不禁，人参汤。详《治法汇》。当随宜而审治，斯不失乎神良。

附：《医级》摘要

干呕非无实热，涎呕多属饮家。呕声洪长者，肝脾之恙，呕声短促者，肺膈之愆。

附：吞酸、吐酸

酸而惟吞，虚热内郁宜温；酸而时吐，湿中生热可利。酸因热吐，左金丸或合丹栀；酸自寒生，理中可增茱蔻。一从朱氏之论，一从李氏之言。但木

---

① 虞恒德：明医家，名抟（tuán 团），字天名，自号花溪恒德老人。浙江义乌人。撰有《医学正传》《医学或问》等。

实土虚，则温胃清肝原不碍寒温并酌，且木中寓火，则扶土抑木亦何妨二法同施。

附：《医宗金鉴》

治呕吐，诸药汤水到咽即吐者，宜用硫汞①散：石硫②黄二钱，水银一钱，同研极细，以老酒姜汁调服，稍点白滚汤亦可，顿服之，其药即不能吐出，次日大便出黑色秽物，如大便不黑再服，以大便利为度。按：此方可即灵砂丹，宜先炒成沙子，再入水火鼎锻炼作丸少少服之，以渐增加为稳。

附：《证治发微》

阴虚而有热者，虽呕吐，忌用半夏、生姜，误投则损人津液，令人声哑，宜用竹茹、橘皮、茯苓、乌梅以代之。

呃 附：噫嗳

呃，即哕之别名，大法亦师仲景，生姜半夏汤竹茹，橘皮汤等。中焦冷逆、理中汤温胃饮入丁香；元海虚寒，理阴煎或归气饮。食滞而呃如何，二陈汤加山楂乌药可并。独是肺气郁痹，阳虚浊阴上③逆，调中开上咸

---

① 汞：原本作“永”，系形近之误，今改。

② 硫：原本作“琉”，系形近之误，故改。

③ 阴上：原本二字误植，今更正之。

宜，理阳驱阴莫越。又若阴中伏阳即为呃，滋肾丸之效宜神；东垣。相火冲上自丹田；从脐下直冲，上出于口。大补阴丸之功偏捷。丹溪。面冷频呃，咽中不爽。因肺痹致阻清阳；枇杷叶、川贝母、郁金、射干、通草、香豉。症合三焦，呃逆、胁痛、自利。从中治是为要诀。人参、附子、丁香、柿蒂、生姜、茯苓。右仿《指南案》论。又如痰碍气道，人参芦可吐胶痰；丹溪治一女大怒发呃，用此法。血入气中，得之饱食奔走。桃仁承气汤能下瘀血。亦丹溪案。伤寒哕由失下，通地道以硝黄；《证治准绳》。痢家七八日后呃属阴虚，调参术汤以六一散。四日呃止痢愈。丹溪案。都气丸镇阴火之冲，面赤发呃，尺脉洪数。《西塘感症》。柴胡止怒后之呃。木郁达之。卢不远按。至于病深者其声哕，产后呃忒，恶症也。当急灸乎期门，《治法汇》。最可忧者虚脱。景岳云：呃之大要有三：一曰寒呃，二曰热呃，俱可治；三曰虚脱之呃，则诚可虑。若夫嗳气不除，本有旋复代赭汤。开肺散满又谁宜，杏仁桔梗郁金陈皮、厚朴益智也。《指南医案》。

便　　秘 附：肠痹

大便之闭，厥症多因，或血枯而液少，或血燥而风生，三才汤与五仁汤并用，通幽偕虎潜丸参行，佐以行气，通秘斯神。火府秘结，更衣丸之效偏奇；腑阳不行，玉壶丹之应如响。半硫丸宜阳衰风闭之老人，来复丹治清浊混淆而痞胀。若其郁热阻气，合三焦以宣通；杏仁、厚朴、木通、桔梗、郁金、连翘、芦根之属。湿热伤气，阻遏经腑肠痹，理肺气以开降。苇茎汤加滑石、通草、西瓜翠衣。小便秘症非一，三焦湿壅利分消，滑石、石膏、寒水石、猪苓、泽泻。小肠火结宜导赤散。五苓散主太阳之失司，小温中丸宣小肠之郁热。及乎热闭下焦，无阴则阳无以化。滋肾丸兮宜则。又如曲蘖膏粱，酿湿聚热，铄骨渍筋，二肠久涩。大苦寒坚阴燥湿，能济汤液之穷；参酒醴同气相求，庶挽深沉之疾。黄柏、茅术、生大黄、狗脊、地龙、黄连、萆薢、蚕砂、山甲、防己、仙灵脾、海金沙、独活、细辛、松节、茄根，黄酒火酒各半浸。又有热闭厥阴，二便交窒，少腹满胀肛门坠疼，滋肾丸泄肝效未捷，栀子、黄连吴茱萸川楝子、黄柏青皮，通草海金沙二味重用，煎汤代水清郁热。其或嗔怒疲劳，脉牢血结，脘胀胁疼，大便阻塞，桃仁承气为丸，通幽汤润肠丸并啜。又其甚者，肾阳不通，便溏溺窒，高年倘遇危疴，生干姜炮黑附子调和猪胆汁。抑有液涸阴衰，溲血点滴，胁腹聚瘕，脉形责贵①左弦如刃，当归肉苁蓉茯苓，鹿角霜小茴香柏子仁。况乎老年久秘，通络宜宗，疏气开腑鲜效，下焦气血兼通。山楂香附山稜蓬术、五灵脂、肉桂，大黄青皮、川楝子、当归川芎。右并约《指南案》论。至若气结者脉必沉伏，上下攻走，胀满

① 责贵：似以“贵责”为通顺，恐误植。

或痛多嗳，开降苏子降气汤加枳壳，吞养正丹、来复丹宣导木香槟榔丸随宜，少壮气实牵牛无碍。此条专论大便秘。假令脉沉实体强，二便并阻，二陈汤、二术升麻柴胡，先服后吐以提之。《准绳》《治法汇》。清胃散加味疗膏粱之积热，大便秘。搜风顺气丸丸又活血润燥丸主风秘而大便艰。脉浮数或弦，或遍身虚痒。同上。病转胞而濒危，胀闷脐突，小腹痛剧，脉沉数，二尺尤甚。用升提清气斯振；升麻三钱，柴胡、葛根、甘草各一钱，服后二便俱行。《续名医类案》。患疝瘕而浊阴上壅，大便不通。行温药阴窍斯宣。切忌寒下。《寓意草》。分利过而脉弱如丝，久淋痛甚，阴囊及茎俱肿。温补参、芪、归、术、肉桂仍参以宣导；延胡索、木通、山栀、赤芍、茯苓。寒凉多而气愈不化，六月小便秘已五日，六脉沉细。肉桂倍入于五苓散，外用葱汤热洗而通。他如肺气浊大便难，单宜紫菀；并《名①医类案》。气虚尿秘，独仗人参。《别录》②。牛膝及桃仁，兼瘀血而小便不通必用；《病机沙篆》。苍术佐附子，挟湿邪在表，身如芒刺，小便不通如神。一服而通。丹溪案。越鞠汤加苏梗、枳壳、连翘、黄芩、桔梗疗气闭二便迭阻，二寸脉沉伏有力不通，《易氏医案》。肾气丸救转筋欲死。小便不通，脚肿喘急。《治法汇》。肉苁蓉疗阴阳二结俱宜，景岳。麻仁苏子粥调

---

① 名：原本作“明”，系音近之误，故改。

② 《别录》：药物学著作。全名《名医别录》，作者未详（一作陶氏），原书早佚，梁·陶弘景将本书所载药物365种，连同《神农本草经》所载的365种，撰著成《神农本草经集注》。

产后及老人大便不通足恃。许学士案。余若生脉散归脾汤，清心莲子饮，滋肾生肝饮，补中益气汤，并救败之良方，俱治气虚液少，二便涩滞。当合宜而投剂。肠痹何方，毋专治下，开肺有功，杏仁、紫菀、瓜蒌皮、郁金、山栀、香豉、枳壳、桔梗、枇杷叶之属。是真智者。《指南医案》。

附：《医级》摘要

阴为火铄，宜龙胆、芦荟甘栀，若元损肝强，须六味汤归脾汤，鸡子胶阿胶黄连汤出入；血被热瘀，用红花桃仁归尾，如津液不布，惟八珍汤七福饮，人参、热地、归身、白术、枣仁、远志、炙草。去枣、远名五福饮。补阴益气煎同参。燥闭宜温宜润，松子巨胜子麒麟菜；实闭可导可磨，胰子、瓦楞子鸡肫皮、芒硝曲。右大便秘。思溺而腹滞停，小茴川楝子乌药沉香滋肾丸；溲行而矢并出，胃关煎八味丸鸦片、人参丸。

又[①]：肉桂、沉香、枸杞，以鸦片净膏和丸。大小便牵制，肾气虚也，故宜此方。右小便秘。

附：《医宗金鉴》

伤寒狂冒属阳邪盛，遗尿属阴不守，死症也。若小便秘，脉细涩，则阴亦竭，亦死。遗尿不禁，及诸淋尿色白者，皆属虚寒。纯虚者，补中益气汤；纯寒者，桂附地黄汤并加白果。

---

① 又："又"字另起一段，原本均作小字注。

瘅①

瘅病由湿，有阴有阳。阳黄之发，瘀浊为殃。身目何以俱黄，火蒸胆胃；湿从火化，瘀热在里。胆热液泄，与胃之浊气共并侵于肺，则身目俱黄。溺色曷为变赤，热在膀胱。色如橘兮可证，治在胃兮宜详。阴黄之作，寒水凌脾，湿阻胆液，渍肉淫肌，熏黄同色，已土脾当治。发黄审乎先机，验小便之利否；详《伤寒论》。治疸分乎难易，询厥口之渴无。《金匮》云：疸而渴者难治。谷疸女劳疸须辨析，蓄瘀随经蓄血黄汗莫糊模。详《金匮》。于是渴饮水浆，阳明化燥而当泻热；脉弦胁痛，少阳未罢而仍主以和。以辛散以风胜，湿在上兮可愈；以苦泄以淡渗，湿在下兮能瘥。如狂蓄血，热所必攻；汗后溺清，自宜投补。酒客清中而分利，后必顾其脾阳；女劳始以解毒而继以滑窍，终当平其水火。峻补肾阴。表虚者实卫无疑，里怯者建中自妥。自渴饮水浆至此，全用蒋论原文，但略易数字以叶韵。若乃阴黄之治，须从寒湿中求。谦甫罗氏四逆之方茵陈四逆汤，可称卓识；丹溪盦酱之譬，讵足云优。猪肚丸更白术用苍术，重用苦参。治谷疸之类虚烦；能食烦倦，手足汗出，目微黄，常鼻衄。戊己汤益柴胡、当归，疗酒疸而

① 瘅：通“疸”。

兼劳怯。脉虚，形①瘦，阳弱畏劳。痛症久而脉络瘀热，与水谷之气交蒸。金铃子散合小柴胡汤；去麦②草，加山栀、谷芽、枳实。疸病延而肿胀随成，濬川丸每三日，兼进六七十粒同分利法。鸡肫皮、海金沙、厚朴、大腹皮、猪苓、通草。右并仿《指南案》论。是症也，形脉实而心中懊憹或热痛者可下，《金匮》用栀子大黄汤。误下则变胀堪忧；叶氏论治谷疸尿黄便秘，当宣腑泄热，但不宜下，恐犯太阴变胀。小便清而无热可除，热除则哕作当虑。本《金匮》。酒疸湿伤治节营血腐败，必清肺而始有痊期；女劳疸血结膀胱少腹，不去瘀则万无生路。详《医门法律》。忧愁多郁致成谷疸，舒郁先投；《治法汇》。惊恐胆破成黄，其色如染。救元气速与。《景岳全书》。谷气实而病黄腹大，允宜猪膏发煎；《成方切用》③。色如熏黄而脉缓身疼，参用五苓散甘草附子汤。《伤寒》成注④。伤骨节酸日晡潮热用逍遥散，一嫠妇病黄，见症如上，令其服此方及补中而愈。《纪闻录》。实热脾劳舌干咽燥齿痛小甘露饮。山栀、黄芩、生地、升麻、桔梗、茵陈、石斛、甘草。《成方切用》。若夫气血不行，叶氏诸痛案云：久病入络，气血不行而发

---

① 形：原本误作“刑”，今从文义改。

② 麦：小柴胡汤中无“麦”，疑为“姜”之误。

③ 《成方切用》：为清医药学家吴仪洛撰。吴氏字遵程，浙江海盐人。还著有《本草从新》等。

④ 《伤寒》成注：即成无己《注解伤寒论》，成氏为金代著名医学家，山东聊城人。又著有《伤寒明理论》。

黄，非疸也。脾液外越，又老人夏热泄气。脾液外越为黄，非湿热之疸。痰饮阻遏气血，亦致身目为黄积瘀，一人因怒，面目皆黄，腹痛寒热，鼻衄呕哕，吐血皆黑，大便如墨，下其瘀血而愈。右并《生生子案》。病后痿黄，倦怠不食，属脾虚，非疸也，宜大补失血，或崩后悉从虚治。并宜审别乎诸因，岂独毋胶于辨色。喻氏曰：阳黄色明，阴黄色晦。然辨之不清，转足误人，如酒疸变黑，女劳疸额上黑，岂以其黑，遂为阴疸而可用姜附乎？《医门法律》。

附：《医级》摘要

酒谷二疸土之瘨①，白火发现金之恙。湿火蒸肺，肺胃热甚。白疸，必爪掌白，时瘟，为疫毒深。瘀黄，尿赤或矢黑，虚黄，爪常爪②如常而不黄而喘浮。胆黄，色必兼青，惊恐伤胆。黄肿，劳而受秽。验生死于膻中，以二指按膻中，左右分开处，其肉有血色可治，无则危。定吉凶于三六。时疾之黄，瘥则十日以上，败则不逾十八朝。热黄烦渴，症由脾湿不泄，分清饮栀豉柏皮；黄汗沾衣，病因脾湿流肝③，导赤散丹栀香鼓。肾风喘促面黑庞，拟麻黄附子越婢汤防己；女劳疸槁黧阳萎绝，进右归饮六味丸青娥丸。黄胖色晦，由恶浊土气触碍，法当辟恶启脾丸；脱力浮黄，见喘惕颈脉动浮，药制针砂五果丸。黄瘦善食腹坚，化积丸蔻连温脏丸；厥

---

① 瘨（diān 癫）：病也，亦可作灾害解。

② 爪：原本误作“瓜”，今改。

③ 脾湿流肝：原本作“脾湿疏肝”，今按文义改。

晦睛黄绝谷，理中汤参附饮归脾汤。久泻能食面黄，术连丸取效；（术连丸止白术、黄连二味。）渴汗肢浮热晦，二妙散堪施。溺清黄退，须补中州；焦槁庞浮，必培水火。焦槁宜壮水，庞浮宜补火。瓜蒂搐鼻，可引涎上泄疏清；脘鸣膈闷者，此法神效。丹栀清经，疗火劫伤阴变逆。

附：瘅病死证

色若烟熏，目神暗青，阳黄死证也。喘满渴烦不已，心胸如啖蒜刺痛，黄毒入腹死症也。面色黧黑，冷汗漐漐①，阴黄死症也。天行疫疠发黄，名曰瘟黄，死人最暴。《医宗金鉴》。

郁

六气着人，皆能郁而致病。营卫府脏经皆阻；此外感之郁。七情致郁，心脾肝胆为多。此内伤之郁，篇中所辑皆是。气滞化热，津液旋枯；此言初病在气分。久延血分，遂变郁劳沉疴。盖夫气本无形，郁则偏聚，瘕痞攻冲，胸膈似阻，苟妄认为有形，贻误岂堪胜数。乃若温胆泻心，逍遥越鞠，随症而施，并能舒郁。滋肾丸治火升，旋复花汤宣血络。热郁而脘痞口糜，养心脾之营微参乎苦降；

① 漐漐（zhé 蛰）：汗出貌，如小雨不止。

人参、川连、丹皮、生白芍、小麦、茯神。液枯形瘦而痛胀便秘，忽泻，中伤不纳，不知味。辛润少佐以和阳。柏子、生白芍①、归须、桃仁、黄连、川楝。肝肾阳升，疗喉舌以熟地天冬女贞石斛；又柏子仁、茯神。脏阴蒸热，舌绛赤糜口干燥，心悸食少。泄心阳以黄连黄柏阿胶鸡子黄。又生地、知母。面黄脉涩损肝脾，瘵不成瘵。法宗薛氏；加味归脾汤去木香、姜枣。阳随入阴郁损心阳为淋浊，治用妙香散。上焦阳结，痰聚阻气，脘窄不舒、胀及背部。展气化以轻清；枇杷叶、杏仁、瓜蒌皮、郁金、茯苓、姜汁、竹沥。郁热流红，室女阴虚、齿衄、肠红。养肝阴以静镇。生地、天冬、阿胶、女贞、旱莲草、白芍、茯神。要之。切忌者燥热涩敛滋填小补，最喜者若辛宣通凉润。右并仿《指南案》论。然而有药治病，无药移情，勿徒恃乎草木，当养性而达生。此四语总括案中大意。

附：《医级》摘要

惊忧致郁，惟养心以安神；恐惧郁生，惟添精而益智。思郁之结宜解，悲消之郁宜升。越鞠丸开有余之郁，升阳益胃汤疗恐郁之沉。

疟

疟之为病，多属外因，白虎汤天水散，暑热重者宜之。

---

① 芍：原本此“芍”字在桃仁后，今移正之。

正气二陈汤，湿邪重者宜之。分投参与。倘症象两兼，则两法兼之可也。成法宜遵。惟三阴疟受邪最重，以肝脾肾见症为凭。补泻寒温，不越仲景法三阴之法为根柢；阴阳胜复，可穷二竖之情。若其延久不痊，他症可虑。太阴之虚浮胀满，理中汤与五苓散参投；少阴之痿弱成劳，复脉及升奇鹿茸、附子、人参、桂枝、当归、蜀漆、炙草之属相辅。厥阴厥逆而吐蛔，乌梅丸资其降伏；疟母结癥于左胁，鳖甲煎丸赖以消磨。又如心疟久而烦渴吐血红，凉阴可愈；肺疟久而肠痹胃秘，清降斯瘥。然而疟之名目不一，疟之兼症尤纷，暑湿格拒三焦，半夏泻心法能平呕逆；秽浊上蒙心胞络，牛黄丸专主神昏。心阳暴脱兮，汗多亡阳，心虚痉震。龙骨牡蛎救逆殊胜；胃虚呕呃兮，旋复代赭汤何神。是症也，初起宛如内伤，切勿轻投温补；右并仿《指南案》论。湿热不同风暑，偏宜重用清寒。胸痞口渴，小便腥浊，脉沉弦而数，重用柴胡、滑石，及鳖甲、黄连、知母、枳实、甘草，送昆布鳖甲丸，二剂而瘥。《生生子案》。经强截而腹大胸高，理中汤偏能已胀；《寓意草》。痰滞膈而痞满燥实，大柴胡汤可藉求安。《治法汇》。疟兼血候，或衄血、或便血，或月候适来。应识当从瘀治；渴喜热饮，岂能概作寒看。叶案。又或面青胁痛，口苦呕涎，耳鸣脉涩，郁疟昭然，逍遥散倍入柴胡，贝母兼佐茱连。左金丸。《己任编》。牡疟多寒，蜀漆云母与龙骨；但寒不热，桂枝、生姜粉栝蒌根牡蛎、甘草黄芩柴胡。并《金匮》。内伏热伤暑而外现假寒，重衾蒙首。火剂堪用；投黄连解毒汤而愈。脉沉迟而脏有寒积，小承气汤偏佳。《续名医类案》。口干脉伏，似寒喜饮极热辣汤而实热痰症宜知；用十枣丸而愈。丹溪案。体瘠神完，久疟不食，脉数两关弦。脉实而法当议下。滑伯仁①案。舌短痰鸣劳役病疟，又服发散药所致脉洪数似滑，用独参汤加竹沥以勿疑；丹溪案。躁烦胸痞神昏，上热下寒欲饮冷水脉沉微，投附子、生姜而毋诧。俞子容②案。至于病疟虽一，暑湿分因，面光泽兮，湿在气分而宜汗；面赤黑兮，暑伤血分以宜清。四物加凉剂。丹溪案。

附：《医级》摘要

邪袭肝谵狂厥痉，木贼煎钩蝎先施；疟不出否则戴眼、遗尿、昏厥，山甲半夏柴胡亟与。无汗宜汗者威灵仙，多汗宜敛者黄芪白芍。阳盛阴虚者，汗止腰上，宜黑逍遥散和阴；二气俱怯者，汗不周身，宜人参清肌散化托。青蒿知母红花地骨皮，乃暑留营血之方；延胡索牡蛎桃仁、红花，除疟母结留之剂。三阴库生正疟，休疟饮鳖甲煎丸先调；四时生旺图痓，追疟温中两议。先期补托。（按：此一条亦不可尽泥，以病机万变故也）。四生有乌梅吴茱萸桂之汤，治寅申巳亥疟。四正用真武汤

---

① 滑伯仁：元医学家，名寿，晚号撄宁生。祖籍河南襄城，迁居江苏仪征。撰有《难经本义》《诊家枢要》《十四经发挥》等。

② 俞子容：明医家，名弁，号守约居士，姑苏（今江苏苏州）人，集《续医说》十卷。

理阴煎之剂。治子午卯酉疟。疟归四库必虚寒，须八味丸理中汤之温补；治辰戌丑未疟。邪闭膻中参暑治，藉牛黄丸太乙丹之开通。

附[①]：《医宗金鉴》论疟并治

经曰：夏伤于暑，秋为痎疟。又曰：夏暑汗不出者，秋成风疟。是知必暑与风寒合邪，始成疟病也。其不即病伤寒者，亦以有暑邪先伏于营中也。盖有风无暑惟病风，有暑无风惟病暑，必风暑合邪始病疟也。

先寒后热，寒多热少无汗，谓之寒疟，宜用麻黄羌活汤；又防风、甘草。先寒后热，热多寒少有汗，谓之风疟，宜用桂枝羌活汤。又防风、甘草。先热后寒，谓之温疟，宜用白虎汤，汗多合桂枝汤。但热不寒，谓之瘅疟，宜柴胡白虎汤；但寒不热，谓之牝疟，宜柴胡桂枝汤。

疟疾已经或汗或吐或下，表里无症，法当清解，宜用清脾饮和之。

《证治发微》曰：凡疟多热久不解者，必本阴虚，非鳖甲、牛膝不能除也；多寒而久不解者，必本阳虚，非参芪术草不能除也。

董氏《医级》云：疟由少阳而发，故多用小柴胡

---

① 附：原本无此字，今据文体补。

汤，若暑疟热多寒少，口渴唇红，躁热汗多，自以桂枝白虎汤为合。

又云：疟甚发厥、戴眼、遗尿、神昏者，阳邪逆于三阴故也。

《正传》[①] **载：**一妇病疟，三旦发，食少，经不行已三月，脉无，议作虚寒治，疑误。再诊[②]，见其梳洗言动如常，知果误也。经不行，非无血，为痰所凝；脉无，非血气衰，乃积痰生热，结伏其脉而不见耳。当作实热治，与三化丸，旬日后，食进，脉出而微弦，谓之曰：胃气既全，虽不药，疟当自愈而经行也。令淡滋味，果应。

痢

痢每盛于夏秋，半由暑湿挟积，其次风火及寒，前法无容细述。暑别阴阳，恒兼乎湿。阴暑中于贪凉饮冷，阳暑阻于天之伏热。故有在气在血之分，伤脏伤腑之别。爰有人参败毒散先解表邪，芍药汤继清里实。寒热胶黏。表症急而审别三阳，分经投剂；太阳：桂枝汤。阳明：葛根芩连汤。少阳：小柴胡汤。里势迫而专究中土，小承气汤

① 《正传》：即《医学正传》。参见前虞恒德注。

② 诊：原本作“胗”，今改。

温脾汤。总之，治腑以三焦见证为据；治脏主足经三阴无疑。或通或涩，临症权宜。噤口痢因有两端，治须扼要，邪格三焦，暑湿所召，丹溪法人参、黄连、石莲子后世都宗，半夏泻心汤去丹、枣，加枳实尤参奥妙。其或脾肾阳虚，阴邪下迫，关闸大开，昼夜痛泄无度，戊癸少化火之机，命阳无蒸变之力，是以为呕为胀，不饥不食、参仲景理中汤肾气丸，或景岳胃关煎理阴煎。又有捷径良法本姚氏，咸温配入甘辛 。以大剂苁蓉、人参、归、姜、附、桂、制白芍之类，靡不应手而愈。是症也，湿热壅而烦躁颊红，呕痰味变，心腹热，肛坠，头中空痛。勿误认为虚火；肠腑窒而阳虚邪滞，痢将两月，口干腹满，肛门窒塞，努挣不已，仅出点滴。当从事以温行。附子、厚朴、木香、制大黄、大茴。脱肛倘属湿温，勿升勿补；五苓散加寒水石。厥阴温热病常多下[①]利，宜柔宜通。白头翁汤，又阿胶、生地、麦冬、白芍、丹皮、银花、穞豆衣之属。痢后气坠属阴伤，下焦须摄；熟地、归、芍、五味之属。温邪内陷而痛痢，凉润为宗。见上厥阴条下。桃花汤治肢冷脉微，驻车丸疗阴虚痢血。酒客湿凝肠胃能纳食，药用坚阴；生茅术、炒黄柏、黑地榆、猪苓、泽泻。食冷物伤脉右关滑数，白痢用温平药不应喜芩连，寒已化热。此条参《生生子案》。八脉无权阳欲绝，高年泻痢，两旬不减。实漏卮以当归杜仲、人参鹿茸；又沙蒺藜、茯苓。藩

① 下：原本误作“不”，今从文义改。

蔼疏撤痢五六年不愈，致周身痛痹，治久痢以苁蓉附子、白术。肾虚肛坠而肠滑，徒补脾胃无功；熟地、归身、赤豆脂、五味、炒山楂，又三神丸。下焦脊痛而髀痠，少腹肛坠，连两腰胯脊髀痠痛。试治奇经当验。人参、鹿茸、附子、当归、茴香、菟丝、杜仲。右并仿《指南案》论。抑又参之，肢冷脉虚缓大无力，病起醉饱入房，痢如烂肉、腹痛宜补塞，附子理中汤加肉桂、肉果。纵初起毋用清疏；陆肖愚案。痢久脉滑又关尺有力如珠，舌苔黑可攻消，润字号丸，下之而愈。虽产后勿愁瞑眩。陆养愚案。气下陷而进升麻柴胡，当知趋避；用补中益气汤，倘不合宜，反致浊气上升，作胀作呕，或后重愈增，或腹内热烦，凡用此汤，有宜一剂者，有宜二剂者，有宜频服者，贵在合宜耳。症已危而投桂附，应识机宜。无力服参者，不可轻投大热之药。又闻百顺丸景岳方开关最捷，三奇散黄芪二两、生枳壳、防风各一两。为末，调服二钱，治痢疾下重。张石顽曰：服补中益气治休息痢不应，反下鲜紫血块者，以此方倍防风，加羌、独、升、柴。风泄当施。痢久淹延，大枣乌梅当参术；宜贫不能服参者。津枯下痢迸迫难出，生首乌麻子即麻仁，又当归、郁李仁、枳实及羊脂煎。《千金方》，详原集。伏龙肝作汤下楂炭、熬枯沙糖二味，为丸，治产痢莫言平淡；胎前下痢，产后下血。鲜藕汁煮熟和砂糖频服米，兼进陈米稀糜。疗噤口痢颇著神奇。至于厥冷一因，亦分阴阳虚实，有热痢初起，未经疏利，以致壅遏不通，而肢体厥冷，六脉糊涂者有之。其症必胀痛迸迫，或寒热舌苔。败症谁恶，莫如发斑狂躁除中。此皆不治。下多亡阴之余，尺偏滑动；此肝肾阴伤，勿疑为积滞。沉小无神之脉，后必多凶。易变厥逆。又若久痢不痊，正虚邪恋，虚实交参，寒热相半，或宜攻补兼施，或当温清互换，必谨察乎病机，庶先后之不乱。右并约《医门法度》。亦有六脉沉伏肢寒，冷汗自出不住，多因伏暑而然，勿轻投乎姜附。《证治准绳》。若暑伏于心经，纯血鲜红可据；宜人参、犀角、牛黄、灯心、龙眼之属。《病机沙篆》。（血色鲜红，亦有属纯虚者，宜合症脉参之。）如拥炉烘腹而饮沸汤，且服姜桂、血痢痛甚。乃火极似寒之故。心脉独数，诸部皆虚，此伤暑也，重用黄连及生地、当归、黄芩、滑石而瘳。金少游案。他如里急后重，寒热虚实皆有之。口渴当辨真假腹疼有热有寒，便赤有实热、亡阴及虚寒三症。热躁，有湿热蒸迫，及阴伤阳越二症。呕逆恶心，有胃火上冲，有胃气虚寒，有阴中火虚，气不归原三症。并难执乎一例，宜详察乎诸因。并《景岳全书》。

附：《医级》摘要

硬痛，大黄附子；伏暑，太乙炼雄丹。痢疼厥汗者参附，滑脱不禁者赤石脂。血痢不止，约营煎五黑散十灰汤；胀坠不通，郁李仁汤麒麟菜、冬葵子。扁豆花茉莉花玫瑰花，疗攻疼缓痛之方；鸦片赤石脂、禹余粮，为脏腑摄藏之宝。风泄注涎如痢，胃苓汤葛根防风；踡厥沉陷绞疼，回阳温胃饮。先痛后利利不畅，法必从攻；或排气和中。先痢后痛利不禁，治惟投补。

宜参、归、苁、附之属。（一人病痢，腹痛垂死，李东璧①用延胡索三钱，米饮服之，病即减半，调理而安。）

附：《简明医彀》② 治痢摘要

痢疾热症全备，渐至肛门红肿，便秘溺赤，大渴舌苔，腹中大痛，饮食不进，至于腰脊两旁，肾涸成窟，舌黑绉捲，肛门火逼，干吊如孔，积全不下，茶汤过多，秽水直出。医认为大孔如竹筒，误用参附而死，良可悲痛。如幸而脏腑犹未腐坏者，仍可用洁古③芍药汤一服，积下，顷刻回生，十救七八。惟寒凉太过，而成大孔如竹筒者，方宜固涩，不在此例。按有下利初起，即成直肠，服制大黄而愈，则此论诚允矣。

附：李士材治痢医案三则

孙潇湘夫人，下痢四十日，口干发热，不食腹胀，完谷不化，服香连枳朴等三十余剂，绝谷五日，脉大而数，按之豁然，腹痛喜按，小便清利。与附子理中汤冰冷与服，一剂而痛止，六剂而热退食进，

---

① 李东璧：为李时珍之字，又号濒湖，蕲州（今湖北蕲春）人，为明代杰出的医药学家。除著有《本草纲目》外，还有《奇经八脉考》《濒湖脉学》等，另有《五脏图论》《命门考》等，已佚。

② 《简明医彀（gòu 够）》：为明医家孙志宏编撰，孙氏字克容，钱塘（今浙江杭州）人，侨寓江苏盐城。

③ 洁古：姓张，名元素，易州（今河北易县）人，为金代著名医药学家。著有《医学启源》《珍珠囊》《脏腑标本药式》等。

兼服八味丸，二十余日而痊。

一女痢疾腹痛，脉微而耎，此气虚不能运化精微，其窘迫后重者，乃下陷耳。用升阳散火汤一剂，继用补中益气汤十剂而愈。

兵尊张絅庵患痢两月，服香连枳朴等不效。诊之脉滑而有力，失下之故也。用香连、归芍、陈皮、枳壳，加大黄三钱，下秽物颇多，诊其脉尚有力，仍用前方，出积滞如鱼肠者约数碗，调理十余日而痊。

附：痢疾外感内伤脉症不同　见《症因脉治》[1]

秦氏曰：内伤痢，身热脉大者死；外感痢，身热脉大者吉，沉细虚小者凶。此脉之不同也。内伤痢，其来也缓；外感痢，其发也暴。此症之不同也。外感三阳之痢，久则亦入三阴，然肠胃之热传入三阴者，经虽属阴，症则属阳，非如内伤痢，阴经自病也，前人从未发明。

泄　　泻

由来湿多成五泄，飧泄溏泄鹜泄濡泄滑泄并列。完谷

---

① 《症因脉治》：明·秦昌遇撰。昌遇，字景明，上海人，为明代医学家。

不化者兼风，肠垢积污者兼热；澄清溺白必兼寒，身重软弱惟因湿；若洞下而不禁，乃湿胜而气脱。以上叙五泄症状。是以胃风汤治乎飧泄，清六丸疗乎肠垢。溏泄。鹜溏中有硬物，理中汤治中汤为佳；滑泄气脱脉微，四柱饮六桂饮急救。惟濡泄有实有虚，术附汤胃苓汤互授。以上论五泄治法。《难经》五泄而外，痰泄郁泄、酒食泄当知。急则治标，固必因时而随症；缓则治本，岂惟渗湿而燥脾。观夫热利者常希，寒泄者甚伙，欲拔本以塞源，必制水而壮火。尔其疏胃宜清，调脾当暖，左金丸合入调中，人参、白术、茯苓、陈皮、防己、厚朴、泽泻、焦神曲。湿热伤阳可缓。芩芍汤杜滞下之萌，腹痛泄泻，小便不利。针砂丸清湿郁之阻。尿少腹满。肝失疏泄，水泻，少腹满胀。但用五苓散；水泛堤坊，泻久肿胀。急投真武丸。夜服针砂丸。兼疮痍而湿胜热郁，胃当降兮脾宜升；用东垣升阳除湿法。禀木火形瘦尖长而阴弱失涵，湿泻二年，累用脾胃药不效。苦[①]坚阴兮淡渗湿。黄连、黄柏、厚朴、广皮、茯苓、猪苓、泽泻、山楂。泄而津铄，食入痛泻，咽干欲呕。喜柔恶刚；人参、白芍、诃子、木瓜、赤石脂、炙草、陈米、南枣。泻则胀宽，夜泄未止。宜通忌涩。川乌、生茅[②]术、茯苓、木香、厚朴、广皮。肝胃与脾肾分疆，腹鸣晨泄，巅眩脘痹，诊脉小弦。勿混投夫

---

① 苦：原本误作“若”，下同。

② 茅：原本误作“芽”，下同。

温固；二神、四神之类，异功散去术加乌梅、木瓜。木火与水寒异治，晨泄烦心，目痛流泪。可参入乎清凉。六君子去陈、术，加丹皮、桑叶。中州失运疟后阳微，洞泄跗肿法宜通，先用胃苓去术、草。尤必兼培肾脏；接服黑地黄丸。下焦有病人难会，或宜专理脾阳。能食不化，腹痛绕脐，微寒偶着即泄，服安肾丸不效。生白术、生茅术、益智、干姜、胡芦巴、茯苓、木瓜、荜拨。脉细形衰，高年久咳痛泄，病伤难复。姑投甘缓；建中汤去桂加茯神，南枣。阳伤垢滞，肠风鸣震，泄利微痛。必进温通。生茅术、附子、厚朴、陈皮、炙草、制大黄。久泻食减不化温补药无功，当察腑气之利否；痛利粘积，小便短缩。寒泄经来腹膨，脐脊酸痛，脘痞妨食济生丸不应，应知奇脉之宜充。前症用厚朴、陈皮、茯苓、猪苓、泽泻、黄连、木香、山楂、陈曲；后症用鹿角霜、菟丝、杜仲、归身、苁蓉、茯苓、沙蒺藜、小茴香。右并约《指南医案》论。且夫飧泄宜升，不宜利小便。东垣论。溢饮无药。水渍入胃为溢饮滑泄，渴能饮水，水下复泄，泄而不渴，此症无药，当灸大椎。《准绳》戴氏。大渴烦躁暮热早凉，气喘多汗，胀痛久泄者肺热，偏宜阿胶地黄、天门冬；同蜜熬膏，服半月愈。又一妇患秋燥，寒热泄泻，用泻白散加黄芩、阿胶而愈。《寓意草》。尺脉无神者肾燥，不主收摄。却喜五味苁蓉归身、白芍。人参、炮姜、甘草。《慎斋遗书》。又闻久泄历年，食入即出，六脉几无，久诊有力如石，此由郁火为疴，服桂附无筭①，身不知寒，目畏灯火。平胃散加黄连愈疾。更有六月

---

① 筭：通“算”字。

受娠，偶患泻泄，迁延入春，既娩愈剧，何知伏暑使然，两关洪大而实。用黄连香薷饮二剂而愈。并《易氏医案》。更闻冷积便溏，泻五载，犯生冷油腻即作痛，脉沉而滑。蜡匮巴豆丸缓巴霜之峻；二日愈，每治泻利，用此愈者近百人云。李时珍①案。小儿疳泻，肉消面白，皮燥发竖。干蟾入补涩之方。异功散加当归、黄连、莲肉、砂仁、肉果、诃子、木香、神曲糊丸。四君子汤下。万密斋案。暴泄如水濒危，汗出身冷，脉弱气少，甚者加吐，此为紧病须投浆水散；半夏、附子、干姜、良姜、肉桂、炙草。久泻冷极，元气将尽。回生唯有石硫黄。并《医学纲目》。领风出表，允矣桂枝；此论伤风飧泄。《医门法律》。伏暑挟寒，内伤生冷。神哉连理汤。理中汤解。肾虚脾有积热，五更痛泄，脉右关滑数，左尺微弦无力，食少倦怠，十余年不愈。先清快②投黄连枳实丸而腹痛除而后温存，更与四神、八味二丸而泄愈。江应宿③案。伏火疑寒，久泄恶寒，以毡蒙首，脉浮濡微数，服丹附不效。初升阳散火汤而终攻利。神芎丸④下之而愈。项彦章⑤案。形健而面黄易饥善啖，小儿泄泻，脉大。知大便之有蛔；治虫而愈。膈闷而脉涩，重取略数且弦，识下疳之

---

① 李时珍：见前李东璧注。

② 快：原本作“怏”，今从文义改。

③ 江应宿：为明医家江瓘之子，世其业，助父编撰《名医类案》，亦附入其医案。

④ 丸：原本作“九”，系形近之误，今改。

⑤ 项彦章：元医学家，名昕，号抱一翁，永嘉（今浙江温州）人。撰有《脾胃后论》《医原》等。

曾患。治肝而愈。丹溪案。丸胜于汤诚是，前人论治泄泻云尔。尤忌大剂之投；胃不胜药，泄亦不止。东垣飧泄论。风能胜湿良然，每利升麻防风、二活、柴胡之散。同上。（又丹溪有治痰泄案，详原集。）

附：《医级》摘要

骛溏而形神疲怯，法必温培；糜出由湿火下流，治先清利。完谷者邪火，宜温清升补之方；清谷者虚寒，施益火暖中之治。风泄乃客邪犯胃，举胃阳而透表；气泄由木邪乘土，升清气以培中。气泄，因气内动而致泄也。酒泄症因湿热，亦有属寒湿，或虚寒者，详《景岳全书》。惟理中土为先；劳泄大小便牵疼，必救先天乃效。

风　　温 合温热

风为百病之长，温乃化热之气，手三阴是其病薮，清上焦务宜轻治，最虑温燥劫津，尤忌苦寒损胃。阳明失循序之职，复脉汤宜投；太阴无肃化之权，甘寒是济。久延则虚劳之根，骤变则痉厥之势。以下论温热。温热邪从里发，治法首在存津，黄芩汤坚阴却邪，壮热烦冤口舌燥；葱豉汤和中泄表，新旧邪合势蒸淫。骨节偏疼，勿行辛散；头腰兼痛，不涉足经。至于因循日久，贻误多端，或致阴伤液涸，或由气燥津枯干，如何挽救，条例当参，昏闭以幽芳开窍，牛黄丸、至宝丹。痉厥以甘药缓肝，复脉汤。热痰则温胆是赖，蓄血则通瘀可安。右并仿《指南案》论。

暑

暑有因静因动之分，症有入心入肝之辨。变幻极似伤寒，愈期反多迟蹇。表之则得汗偏难，攻之则便溏不免；过清则呕恶肢寒，过燥则齿裂唇茧。每遇秋来，最多此症。岂如风寒之邪，一汗便解；温热之气，投凉即康。苟其治不中窾，变症须防，暑热从阳上熏而伤阴化燥，湿邪从阴下降而变浊伤阳。盖夫六气伤人，化因人异，阴虚者火旺，热每侵营；阳虚者湿多，邪偏归气。脏腑既别阴阳，清温自宜互济，并法河间，三焦分治。至若治气分有寒温之别，理营分审清补之分。寒中白虎汤天水散，温从藿香正气散二陈汤，三才汤复脉汤为补，犀角地黄为清。加入心之品。湿热沉混苍术白虎汤，气血两燔玉女煎法。开闭逐秽，牛黄至宝是神方；救败扶虚，参附汤两仪煎推大药。右并仿《指南案》论。他若暑瘵吐红、肺胃先清方不误。（暑瘵二句，亦本《指南》。）暑风卒厥，阴阳谛察始无疑。《医门法律》。暑必汗多，无汗者却宜理表；暑必渴甚，不渴者恐涉他歧。同上。（赵以德①曰：汗出恶寒，身热不渴者，中风也；渴者，中暍也。）初起脉细而迟，或湿痰之内滞；《证治汇补》。甫病息短而倦，戒温补之轻施。《医门法律》。若果虚寒已的，舍时从证须知。详《景岳全书》。

附：《医级》摘要

暑闷虽属热邪，宜温通而最嫌冷闭；此本陈无择②论救中暍死者之意。中暑邪干脏气，暑犯心肺，喘汗脉绝。惟敛补而急在扶元。生脉散。喜食恶热而自汗面垢头疼，暑邪乃的；喜热踡卧恶寒而息高面赤，寒病兼虚。少阴反热，太阳脉沉之症，其短气、脉空，亦类暑邪，若误治之，死生反掌。更有少阴先溃于内，而暑邪继之者最为危剧，惟宜救本，峻补真阴。若暑湿之胜，法从清渗。暑湿并而湿温成，则面晦身青，昏谵胫冷；脉细耳聋，心脾受伤，危亡之候。暑袭肝而疟不出，则妄言见鬼，痉厥遗溲。

湿温迭感两因，四苓散苍术白虎汤；疰夏身热食减，即《内经》煎厥之症阴虚禀弱，固本丸玉女煎地黄汤。袭肝痉作，太乙丹钩蝎柴胡饮；劳内感邪，五柴胡饮补阴益气煎，又清暑益气汤。暑火流阴夜甚，生地丹皮、青蒿知母柴归饮；阴暑戴阳泄寒，参附汤镇阴煎都

---

① 赵以德：元末明初医家，名良仁，号云居，浙江浦江人，撰有《丹溪药要或问》《金匮方衍义》等。

② 陈无择：宋代医家，见前《三因方》注。

气丸。

又云：温暑二气，症必兼风，然惟风胜者有头痛之候，可仿伤寒解肌之治，若非风胜，则无头痛，《保命集》[1] 之论可据也。若因冬伤于寒，届温暑之令，复感时邪而发者，当从伤寒家两解之法。若但感温暑时邪，内无伏气者，则当从河间法，以辛芳苦甘凉解之法为治，不可以伤寒足经等法为例也。惟风胜之候，或虽当暑令，而所感由暴寒，始可以伤寒法为治，若以之混治伤暑之症，不惟邪不能解，而暑从内闭，其变有不可胜言者矣。

湿

若夫外感湿邪，当微解而不可大汗；内伤湿热，宜开肺而兼运脾阳。邪混气则呃忒而鼻衄，湿阻窍则咽闭而舌强。脾阳不运。又如湿冲心胞络，神识如蒙，泻心汤宜用，或主清中。犀角、连翘、石菖蒲、银花和至宝丹。湿结阴伤，不食不寐，腹痛，大便窒痺。当仗白通汤以理痛；此寒湿浊阴，鸠聚为痛。湿蒸化热，徒知清热必无功。案中用药，总以苦辛寒治湿热，以苦辛温治寒湿，概以淡渗佐之，或再加风药，甘酸腻浊，在所不用。右约《指南案》论。

---

① 《保命集》：疑即刘河间所著之《素问病机气宜保命集》。

《医级》云：苍赤瘦人，多阳化热；白浮肥体，阴胜化寒。

燥

燥症之因，内外须别。内由阴液之亏，外缘客气之贼，以故上燥治气，下燥治血，大抵最喜者甘柔，切忌者苦涩。津液结而为疴，辛通宜佐；精血竭而致患，血肉为良。所以滋燥养营汤，琼玉膏润肠丸，五仁汤一炁丹，案：景岳新方有一炁丹，单用参附，与燥不合，当别是一方。考《指南》集方坎炁丹，用人乳粉、坎炁、人参、熟地、枸杞、酒酿、白蜜同丸。又一炁丹，用紫河车、人乳粉、秋石、红铅①，蜜丸。二方与治燥为协。乳饮牛羊。或用清燥救肺汤，或投复脉汤地黄饮子，皆燥症之攸赖，当因证以施方。右约《指南案》论。

附：《医级》摘要

服丹石而致燥，入甘草、黑豆饮于当归六黄汤；若阴竭而焦干，加生脉散于六味汤。

气伤而津不生，法重补中益气汤；精虚而水不布，治惟化气滋阴。

---

① 红铅：旧时方术家言妇女月经曰：红铅。

卷　三

温疫上篇

疫疠受自口鼻，治当专主三焦。是以上焦邪侵，喉哑口糜之验；膻中逆扰，神昏舌绛之招。及乎喉痛丹疹，当卒发乎崇朝。故夫立方清解，必佐芳香，犀角菖蒲银花，郁金至宝丹尤良。若其邪入营中，三焦热结，元参龍叶西瓜翠衣，银花露还冲金汁。右仿《指南案》论。温疫亦大症也，叶氏案论寥寥，未能该备，因复采诸家之论以足之。是症也，有伤胃及伤气伤血之殊，故见症与施治并异，若入脏，则必不知人而死。毋专以脉为凭，大法据证为谛。周禹载①疫论。故当疫势披猖，脉多乍变，或浮细而按之如无，或沉微而举之不见，或全伏兮或极促，朝方愕兮夕尤眩，无非邪滞经络营卫不通，病机隐现，参外症与舌苔，自投剂之不乱。所以脉如将绝而神气未败全，或濒危而可援，甚有不能言动，神气昏沉、待死不死，亦

---

① 周禹载：清医家，名扬俊，江苏苏州人。撰《温热暑疫全书》，又编有《伤寒论三注》等。

可望生，盖邪壅不通而脏腑未绝，故勉延于一线犹存。且夫治疫有法，当思谨始虑终，虚人必难任十余日之剥削久困，须令正气先充，倘专事乎分解，不佐人参以托住正气。虽欲挽以何从。疫病潮热退清，多在匝旬之后。日轻夜重，岂必阴虚，投药不讹，但当静守，妄用参芪益气而用六味地黄滋阴，增病反为医咎。况乎虚既畏补，实复惮攻，徒执小柴胡汤和解一法，以为稳当。必致变吉为凶。又如热毒攻里灼阴，亢燥已极，急下不能，不敢大攻或攻剂稍效，不敢再攻尤怵，致肠胃腐烂告终，厥咎谁执？然若邪未归胃，热毒犹散漫，硝黄遽啜，胃气先伤，亦非良策。治疫补泻之法，原无一定可拘，有先补后泻者，有先泻后补者，有始泻中补终又泻者。权先后以互用，当如盘之走珠。故有元气虚弱邪隐不显，得补旋苏，疫邪始显。乃始治疫，方保无虞。倘胶柱而鼓瑟，专执疫病宜凉之说，坐视虚极而死。医之罪岂胜诛。阴虚水涸之体，病疫既久表里俱枯，舌干便结，欲汗偏无，冀津回而液复，养阴退热无过平声。耳聋邪在少阳，亦有属气虚肾虚宜补者，执用小柴胡汤，谁诒伊阻。自治疫有法至此，并摘孔氏，仿《医门法律》八则。至于无汗之故，内壅或内干，壅利三承气汤攻下，干宜六味地黄汤滋填。右并约孔以立氏疫论。乃若脉结于中，浮沉俱无，中按洪数，两寸将绝。邪壅胸膈，因年高老妇而消补同行。症见喘嗽汗淋，神昏便闭，绝食月余，以槟榔为君，佐以清凉之味，加归、芪、熟地、山药，一剂而愈。久劳室女弱症经年，至春忽剧舌上苔，作疫治而遍身疹出。朱氏煜①。峻补纯攻俱中病，吴氏治疫，用大黄至二十两，孔氏治一妇，潮热舌黑便闭，用参、芪、归、地二十余日，而皆获愈。阴阳对待之理须知，孔氏云：凡病皆然。妄攻骤补并招尤，大易需卦②之义当悉。杨氏论下后勿骤补云尔。达元饮方见吴又可③《温疫论》治疫症之仙方；杨氏、陈氏、朱氏，皆极言其效。百顺丸方见景岳逐有形之宿结。杨氏曰：有形之病，必藉有形之药，故此丸最妙。肠积垢兮多呕吐，误补绝食月余与承气汤合三消饮而寝食俱安；十数日后脉转洪长兮偏沉，浮分不起，瘫痪腹肿。投白虎汤而表邪悉越。惟因大肉已消，三方内俱用熟地二三两人参倍入。朱氏案。更有头痛潮热，补泻妄施，紫血频唾，如豚肝。躁渴无时，二阳少阳、阳明之症毕具，目赤耳聋，咳嗽胁痛，舌苔便赤，谵语不眠。存亡之介几希。左手已俱无脉，右部寸关洪数堪持，右尺如控弦，上冲甚锐。是为内伤兼疫，治惟大剂和之，知母、甘草柴胡、黄芩花粉加陈皮名柴胡清燥汤薄荷，导赤散童便丹皮，日夜连投四服，左脉起而痊兮。杨氏案。又有水泻兼旬，谵语绝食，

---

① 朱氏煜：清医家，字潆溪，甘泉（今江苏江都）人，著《五经分类》《本草类方续选》等。

② 需卦：见《易经》，意指必须待机而行。

③ 吴又可：明末著名医家，名有性，江苏吴县人，著《温疫论》一书。

舌刺如铓①，显然疫疾，竟用硝黄，转凶为吉。夜半大泄一次而愈，泄亦顿止。越二日兮复然，更下之而病息。朱氏案。

温疫下篇

今夫伤寒骤病而有因，温疫渐发而无故，脉紧与但数复殊，可汗与忌表勿误。杨氏论。战汗者凶少死者二三吉多愈者七八，（战汗②亦本杨氏）脱汗者无热可虑。孔氏。津液枯涸类应下之症，须知此时必无大热或掌心微热，或至夜热加而脉弱细急无力神气清明为辨；同上。病后酌调理之方，非极虚即小剂缓进。中虚停药，服药不运。（服药不运，由内本无热，而误服凉剂者居多）更察剂轻病重之因；此条参吴氏。循衣撮空，每多标实本虚之症。宜汤氏升阳散火汤，或黄龙汤。病退而夺气不语，吴氏以能食不能食，卜胃气之盛衰。善调静养可徐痊；阳厥而脉数且沉，若阴厥，脉必不数。误补妄温俱切禁。舍脉从症脉仍符，参互会通须妙解；前实中虚后又实，工良心苦倩谁知。详孔氏评《温疫论》。右连上篇，并约《医门普度》。果其症应下夺，吴氏之论可师；初硬后溏，治疫勿拘此例。谓但逐热邪，不必有结粪而始用

---

① 铓：通“芒”。

② 汗：后多一“氏”，今从文义删。

下。病瘥下隔大便不通，呕吐拒食，调胃承气汤试访良医；因证数攻，权宜在活话法。如多与、少与、连日、间日，或间进缓调之法。一日三变，拯救岂可羁迟。详原集急证急攻条。有宿疾而复感微邪，勿妄疑原病之加重；此等症脉及舌苔，必有可辨。失汗或失下而致成脉厥，神色不败，言动如常，忽然六脉如丝，或甚至两手俱无，或一手先伏，皆由内结壅闭，营气不能达于四末之故，此脉厥也。或多服腻补而亦然。孔氏云：尝见多用熟①地，亦致如此。下后脉实病偏瘳，或天和兮当察；症阳脉阴神色不败，由禀赋兮多痊。此二种皆天和脉也。阳厥手足厥冷，或过肘膝，指甲青黑，甚则通身冰冷如石惟里症堪凭，张氏云尔。察小便尤为捷要；阴阳二厥，但以小便赤白为据，以此推之，百无失一。怪脉促、代、雀啄之类。属暴邪可骇，无险候即前条所谓神色不败，言动如常也每保生全。详脉症不应条。下症具而目闭口张，勿疑虚脱；详因证数攻条治验。表气滞而头疼身痛，莫混伤寒。详似表非表条。水气体肿必通阳，疫愈数日，先自足浮肿，渐至心腹而喘，小便不利，此水气也，宜治在水。足寒可辨；气复者，足必不冷。病愈肢体浮肿亦先自足起无别苦，虽肿甚而不喘，小便如常。气复应欢。静养即食，不药自愈。要之活法圆机，何能言罄，知一则万变可通，详知一条。四损谓大劳、大欲，及大病、久病后忽又加疫则攻消宜慎。俱禁用承气。邪分行伏之说何精，行邪者，伤寒

① 熟：原本误作“热”，今从药名改。

六经逆传是也；先伏而后行者，瘟疫是也。详行邪伏邪条。主客交浑之理尤信。一切虚证夙疾，再患疫病，正气衰微，不能托出表邪，留而不去，与血脉合而为一，结为痼疾，最难得解，乘其症未大坏，急用三甲散，多有得生。并约吴氏①者，详主客交条。《温疫论》。用石膏而活人无算，晓岚纪氏②云：乾隆癸丑，京中春夏多疫，以张景岳法治者多死，以吴又可法治之，亦不甚验。有桐城一医，用重剂石膏，应手而痊，踵其法者，活人无算，此亦五运六气适值是年，未可执为通例也。岂诸家之立法皆非，宗张吴而流弊或均，邹氏云：是症惟张景岳、喻嘉言、吴又可论之最详。然宗张喻二氏，恐有遗邪留患，若宗吴氏，又恐邪去正伤云云。则斯篇之折衷颇允。

附：《医级》③ 摘要

吐满热昏脉细劲，再逆危亡；下利脉实胸坚，变于三六。阳涩阴弦者宜温，寸浮关沉者宜陷。温疟则阴阳俱盛，风温则尺寸皆浮。阳数阴洪者阳毒，阴急阳弱者湿温。

---

① 吴氏：原本“氏”字在“交条”后，今移正。

② 晓岚纪氏：即纪晓岚，名昀，一名春帆，晚号石云，清直隶献县（今河北）人。乾隆进士，由翰林官至礼部尚书。著《阅微草堂笔记》等。

③ 《医级》：原本此处误作《医给》，今从前文书目改正。

斑　　疹 附：瘰块

阳明斑发，形如锦纹；太阴疹红，粒如粟象；瘾状如何？肿而易痒。大都肺胃分司，缪氏之论可彷。详《广笔记》。尔其湿温杂受，大进辛凉；大渴不眠，连翘、薄荷、杏仁、郁金、枳实、牛蒡、山栀、石膏。邪闭心包，舌赤昏谵。兼资宣窍。犀角、元参、连翘、银花、菖蒲、金汁化服牛黄丸。内热外寒暴冷发病，头面肌表发疹未透，麻黄杏仁甘草石膏，又牛蒡、枳壳①、射干、桔梗为良；阳明血热赤如纹，环口燥裂而痛。犀角地黄自妙。湿火瘰发于秋冬，每遇九十月大发，五六月渐愈，七八年来如是。胆火胃湿同治；夏枯草、菊叶、苦丁茶、荷叶边、羚羊角、黑栀皮、郁金、苡仁。风块瘙痒而腹痛咳嗽，表里双清。清肺煎剂，送防风通圣丸。右约《指南案》论。口不甚渴而脉不洪数，疹色淡红，四肢清，虚热尤防阴盛，非虚斑②即阴斑也。斑属血而疹属气，既出最忌神昏。正不胜邪，内陷为患，或胃津内涸之故。斑点紫而心胃火燔，紫小点者，心包热也；点大而紫，胃中热也。斑黑而亮而热毒最炽虽属不治，若其人气血之犹充，依法治之而倖起或尚可救。黑而色晦兮必死，纵力挽而命在须臾；若黑而四

---

① 壳：原本下接一“汗”字，系衍文，故删。

② 斑：原本均误作“班”，今改下同。

旁隐隐赤色兮，乃火郁内伏，大用清凉透发而十救三四。间有转红成可救者。又有白痦小粒，色如水晶，此湿热伤肺，邪虽出而气液枯也。补以甘药，复液回津。或未至久延，伤及气液表郁湿郁卫分而汗少汗出不彻，理气分以自宁。右约叶氏《温热论》①。蓝斑为阳绝之征，即身死色青之渐，世反谓热极胃烂，重投寒药，速绝其阳，宜其百无一生也。曾见一老医大用参附曾闻奏效；《伤寒论读》。阴斑发暑热之令，温补叠纪回春。详汪石山，戴②元礼两家医案。

附：《医级》摘要

咽痛咳热，将发先机；热汗肤疼，欲来形势。先期吐泻，邪得泄而疹轻；当发吐利，毒陷闭而变至。初形最忌寒凉，恐其寒滞。见疹酌行清透。视色之浅深，形之稠疏，酌宜清宜透之治。邪来血分者多躁，病偏气分者渴烦。毒微者，如蚊积而散四肢；毒盛者，似锦纹而聚胸腹。色明润而颧未透，必疏邪煎以化斑；色紫赤而晦且枯，资犀角散而解毒。热毒移肝发痉，丹栀左金汤钩蝎；热邪归肾焦闭，六味知柏滋阴。地黄汤。

又云：犯腥腻，则牙疳口臭渴饮神昏，急进山楂砂仁清胃饮；滞痰食，则膨满嘶嗳，兼酌陈平煎六安煎。

---

① 《温热论》：见前吴门叶氏注。

② 戴：原本误作“载”，今改。

痿

痿蹷①生于肺热，治痿独取阳明，爰有脉痿筋痿之别，肉痿骨痿之分。详《内经》。法无一定，方不嫌纷。苍瘦脉数兮肺热叶焦，甘寒清上兮薄剂堪调。玉竹、沙参、地骨皮、麦冬、桑叶、百合、甜杏仁。（方书牛膝、骨碎补浸酒治痿良。）若乃下焦湿火，秽毒混淆，苦辛寒燥而外，兼搜络隧为超。茵陈、黄柏、萆薢、川楝子、茯苓皮、穿山甲、槟榔汁。又或内外湿凑，经脉为痺，热铄筋骨，痿耎疮痍，大豆黄卷杏仁滑石，通草、防己能医。亦有始兆风痱，肩痛肢麻，头目如蒙。继而足痿，阳明脉虚兮宗筋纵，营络热兮内风起，元参、连翘犀角钩藤、天麻，生地桑叶丹皮堪拟。至若肝肾阴虚，厥阴风动，河间地黄饮子堪师，虎潜丸诸法足重。痿蹷起于遗泄，胃阳督任皆虚，药仿四金刚丸健步丸，调中另用匡扶。胃药必须另用。带下肢痿而夜咳痰多，浮火上升。实奇脉以加减八味丸；久遗筋纵而痛而脊腰伛偻，病如历节汗出。通奇阳以当②归麝香、鹿茸生川乌。酒煮雄羊肾捣丸。又如脏阴久伤，先病遗精漏疡。腑阳亦滞，既痺痛而难行，复吐食而大便闭，加味温胆汤

① 蹷（jué 决）：同“蹶”，倒也。又《素问·痿论》：“五脏因肺热叶焦，发为痿躄（bì 辟）。”据此，痿蹷可能系“痿躄”之误。

② 当：原本为正文，今改夹注。

及更衣丸，专治阳明真妙旨。甚或失血遗精，骨痿筋弛，鹿筋、羊肉胶牛骨、猪脊髓协诸温柔，鱼胶、苁蓉、巴戟、枸杞、茯苓、沙蒺藜、牛膝、青盐。冀扶羸而起废。余如乙癸同涵，熟地、苁蓉、枸杞、五味、萸肉、牛膝、石斛、菊花、茯神、山药。脾肾双补丸，兼热症而主坚阴，属虚寒而宜益火。右并约《指南医案》。且夫痿病之原，大抵起于湿热者多莫作风医，断不可用风药。病痿宜慎饮食。须戒厚味酒面，食淡乃佳。因瘀脉涩或芤，或因产后，恶血流于腰膝，或因跌扑损伤而致者，方可作死血治因食，气口脉洪弦带滑，兼腹胀痛，或恶食者，乃食积妨碍，脾气不得运于四肢而然。审症脉之盈虚；挟火黑瘦人多血虚有火挟痰肥白人多气虚有痰，视形躯之肥瘠。脉数而沉濡，小水赤涩，或肿而疼，是由湿热。宜清燥汤加减。并《治法汇》。足痿脐下尻臀皆冷阴汗臊臭，精滑，脉沉数实，东垣滋肾丸之用诚良；热极似寒，嘉言冰雹之喻何的。壮火炎蒸，大承气堪投于脾约①；详李士材案。高年痿躄，附子反佐乎虎潜丸。《治法汇》案。暨乎嗜酒成痿，伏枕三年，何药服之立起，麦冬、五味扁豆干葛、黄连，岂徒清燥汤一法，是该治痿真传。缪仲淳案。

附：

丹溪医案云：有人足热，不可加绵，自夸壮实。丹溪曰：此阴虚也，不治将痿。其人不信，年近四

① 脾约：原本缺“约”字，今从上下文义补。

十，竟痿而死。

同邑南郊陈氏，一小儿方七岁，己卯年五六月间，忽患足筋短缩，不能履地，背上发白块如龙眼大者不一，肉色不变，亦无痛痒。内外科诸医，历治二月不效，渐致身热肌瘦，食减形疲。其父忧甚，乃赴当湖访幼科朱氏，云：诊脉弦数，是为筋痿。初用东垣清燥汤，因原方药品太多，减半令服三四剂，似乎中病而无捷效，第二方乃全用原方十八味，内党参、芪、术用一钱，余品止用一二分，至三四分，盖悉照原方分两也，服一二剂，顿觉霍然，又接服十余剂，竟如无病人矣。庚辰八月附记。

痺

络热则痿，经热则痺，风寒湿合而为病，木防己汤治可分司。通阳以薏仁、茯苓白术附子，宣络以羚羊角姜黄、桂枝；湿胜佐蚕砂萆薢，风淫加二活桐皮。卫阳单薄，参入玉屏风散，血液风虚，酌投柔剂。胶、地、二冬、首乌、芝麻、归、芍之属。宿邪周痺注痛已数十年宜以缓逐，搜络藉乎诸虫；蜣螂、全蝎、地龙、穿山甲、蜂房、川乌、麝香、乳香，酒煮黑大豆汁泛丸。痺痛兼患遗精，养正莫如益髓。养营汤去陈、桂，又保元、茯神、鹿茸、鹿角霜，杞子、归身、甘菊。阳气被阴湿之遏而痛加午后，勿认阴虚；又血中之气不行，及肝病者，其痛皆甚于午后。阴邪痼而肿处色红，休从热治。目黄舌肿而发疹，参余症因知阳损；脉沉，胃痛，遇冷及饮凉即病。肢挛痛溃而衄衄，逐痰瘀治保安康。归尾、地龙、穿山甲、白芥子、白蒺藜、抚芎，酒水各半泛丸。阳动风随，用药宜静；归杞辛温，阳动风亦动，宜熟①地、阿胶、龟胶、天冬、秋石、茯神、麦、味之属。祛邪药宜辛香走窜补正，另于暮夜进养营法。分治为良。经隧留邪兮，丹须活络；肝胆风热兮，烦劳郁勃，火升痺痛。治取和阳。菊、桑、羚羊角、天冬、枸杞、白蒺、丹皮、茯苓、石斛。恶寒逆冷，右后胁痛连腰胯，暖护良久乃温。应知病属奇经；阳维、阴维为病。鹿角霜、小茴、当归、桂枝、沙蒺、茯苓。劳倦挟邪，勿谓痛无补法。建中、养营二法。况乎初为风湿在经，久则瘀热入络。是以病随时变，勿胶初受之风寒；已从热化。症属中虚，食腥腻即溏泻，周痺已六七年，正虚邪实，不可急攻。仍务宣通乎经脉。生白术、生黄芪、海桐皮、桂枝木、羌活、防风根。右并约《指南医案》。

附：《医级》摘要

感浅邪轻，常方可愈；受深症重，峻剂始康。穿山甲、牙皂麝香，可透骨而通经；桂附川乌，能温经而导滞。丝瓜桑寄生石络，善通络以祛风；虎骨牛膝木瓜，主强筋而健步。

---

① 熟：原本误作“热”，今改。

痉　　厥

原夫气血日偏，阴阳一并，痉厥陡生，风雷同猛。渐复者昏晕仍苏，转逆者根荄立尽。如其痰食填塞①胸中，吐法能教顿靖。瓜蒂散及烧盐方。厥阳壮火升逆，玉女煎偕龙荟丸；薄厥即气厥暴亡，蒲黄酒共五磨饮子。飞尸卒厥，酒醴引导为先；并用针灸。秽浊蒙神，苏合丸牛黄丸，又至宝丹能醒。若乃内夺而厥病喑痱？地黄饮子法兼通摄；烦劳阳张为煎厥，人参固本丸煎饮入金箔方诸水。色厥而精脱神离，大剂挽元堪续命；血厥而阳腾络沸，阴阳相引从阴引阳，从阳引阴即无虞。蛔厥用乌梅丸而寂若，肾厥投椒附散而恬如。且是症也，病端独重乎肝，肝气一逆则诸气皆逆。治法难拘一例。若犯乎上而凌金铄液，麦门冬汤琼玉膏堪资；乘脾犯乎中而呕胀腹疼，附子粳米汤加人参六君子汤去术加木瓜、白芍、煨姜足恃。椒梅桂芍，治本脏自病之木强；羚羊角钩藤元参、连翘，熄少阳之风炽。乘巅摇络。母虚及子，三才汤加龟甲、磁石、珍珠之属。复脉汤减姜、桂入鸡子黄之属配阴柔；病悸若消，震及心脾。甘麦大枣汤合龙骨、牡蛎。又如阳明络空则肢废而成

---

① 塞：原本误作“寒”，今从文义改。

痿[1]，厥阴风动则神迷而为厥。络病详于《金匮》，痿厥治更神奇。鳖龟二甲猪脊羊骨髓，生地天冬淡菜黄柏及阿胶，用于填隙止厥，妙于改汤为膏。膻中热壅心窍受蒙，脐上心下热炽，口涌血沫，昏厥汗出。利芳香之清透；犀角、天竺黄、丹参、郁金、茯神、菖蒲、麝香、冰片、野赤豆皮煎汤泛丸。厥阴浊泛胃阳弱，痛厥脉伏肢冷、干呕烦渴。宜辛热以通调。是萸、附、干姜、川楝、延胡、茯苓。又有妇女经多半月二止，下焦冲突痛厥，病在奇经，阴维、冲、任。养营仅到中宫何益，桂枝、茯苓鹿角霜柏子仁苁蓉、当归，通补温柔为则。凉膈散治阳极而似阴，入夜昏烦，头痛发厥，鼻煤舌干，六脉俱细。玉烛散方清热结之在血。经阻半年，入夜厥逆，肢掣，渴饮，大便久闭，脉左坚，用龙荟未效。更或口鼻皆有冷气寒，冲气下激，冷自足以上贯于心，病由惊恐内伤肝肾而为厥，不宜认作真寒，其脉由至阴而上，故多冷耳。苁蓉、熟地五味紫石英茯苓牛膝。右并仿《指南案》论。若夫饥饱伤而脉绝腹疼，先吐后下清消并进；陆养愚案。寒湿搏而体强肢冷，昏厥气粗，目闭口噤，六脉沉细滑实，先以稀涎散吐痰一二碗，随用羌活胜湿[2]汤，六剂全愈能和。《易氏医案》。至于诸厥昏绝，良久不苏，爇[3]沉檀以达窍，又以新汲水灌皂角灰。李士材案。或熏鼻以醋壶，治产后血晕及蛔厥俱妙。或用

---

① 痿：此字原本排作大字正文，今按文体改成小字注。

② 湿：原本作“伤”，系误，今从方名改。

③ 爇（ruò）：点燃之意。

通关散诸法，并救急之良图。

附：《医级》摘要

筵前眩仆，神因酒乱乍昏；燕尔陡[1]喑，气以精亡孤逆。环[2]口青唇赤，蛔疼辨寒热之殊；痛裂攻冲，厥疝详火寒之气。厥兼[3]痉握者肝强，小营煎钩蝎；厥呕胀者木盛，甘麦大枣汤蛎牡蛎龙骨[4]。痉痫相类，痫则随已不拘急；厥痉几同，痉虽反张能语。厥则不知人。痉从伤血而生，间或感邪发病，治凭表里，法合养攻。表实无汗，治以钩藤、全蝎羌活、细辛，当归地黄而散表；表虚多汗，仍投桂芍钩蝎，主归甘以祛风。

癫　痫

重阳者狂，重阴者癫。狂病在肝胆胃经，三阳并而上逆；癫症属心脾胞络，三阴蔽而不宣。狂病多躁而常醒，癫病多静而常昏。是以实狂急务祛邪，承气汤白虎汤直折阳明之火，及生铁落饮，重制肝胆之邪；虚狂自宜补正，壮水以制火二阴煎之类。癫而实兮，滚痰丸清心丸能速愈；癫

---

① 陡：原本作“徒”，系形近之误，今从文义改。

② 环：原本排作大字正文，今按文体改成小字注。

③ 兼：原本排作大字正文，今按文体改成小字注。

④ 骨：原本作正文，今按文体改为夹注。

而虚兮，补心丹枕中丹，又归脾汤之类可徐痊。痫病猝然昏仆，瘛疭作声，实用控涎丹龙荟丸，又五痫丸，虚宜河[①]车丸养营汤。是以痰火肝风，辛苦开泄，以下统论癫狂痫三症治法。神虚火炽，清补兼商。肝胆厥阳化风，折以极苦之药；龙荟丸。劳神太过，镇以至静之方。人参、廉珠、茯神、枣仁、龙骨、萸肉、五味、炙草、金箔。右仿《指南案》论。（沈氏曰：痫症一月数发者易治，周年一发者难痊。）且夫痫多不足，狂每有余，宜补宜泻，彼此相殊。《证治百问》。阳痫证脉皆阳在腑而易治，阴痫症脉皆阴属脏而难祛。《千金方》。痫病发而咬牙，导赤散应推妙品；气结其痰而神愦，此属癫症。七气汤莫使遗珠。痫症痰多，气实者涌剂用吐法先乎他法；安神丸及平肝药。病狂不睡，辰砂散用酒和。方详原集。因失志而成癫，郁舒乃愈；痫作声而类兽，方书以五畜分五脏。痰去斯瘥。丹溪独断为痰，大法行痰为主。并详《治法汇》。（《医级》：青蒿蠹，治痫症之痰。）余如[②]一醉膏五痫丸，安[③]神丸宁志膏，遂心丹服蚕煎，分因异治。诸方详《治法汇[④]》及《景岳全书》类方。苟对症以施方，虽寻常而神秘。

---

① 河：原本作“何”，今从方名改。

② 如：原本作“加”，今从文义改。

③ 安：原本作小字夹注，今改。

④ 汇：原本无此字，今据上文书名补。

附：李士材医案一条

一女因悲苦惊恐成癫，笑哭骂詈，如中鬼祟，诊其心脉浮滑，余皆沉细，此气血两亏，忧恐惊心，心伤则热，热积生风也。以滚痰丸，用桔梗、延胡索、陈皮、杏仁煎汤送下，出痰积甚多而愈。

头痛

医①头痛之为病也，由清阳之不升，致风火之上入。风暑淫而邪郁，宜辛散以轻清；荷叶、苦丁茶、蔓荆、山栀、牛蒡、连翘、薄荷、元参、木通之属。气血阻而瘀痺，久痛连及脑后，有高突之状，心下呕逆。赖诸虫之搜剔。全蝎、蜂房、川芎、当归、半夏、姜汁。阴虚阳越，纯甘壮水偏佳；复脉汤、甘麦大枣汤加胶、芍、牡蛎。风动火旋，滋肾凉肝为的。首乌、柏子仁、穞豆、生白芍、枸杞之属。伏邪未解，虽日久而可清；阴液既亏，倏冷倏热，心烦头痛。必峻补而始帖。固本丸加秋石，五更时服。右并约《指南案》论。若夫火邪头痛，绝无表症，内热脉洪，头脑振振，白虎汤加生地麦冬泽泻、木通，升散之品宜摈。《景岳全书》。亦有非风非火，久痛不休，必伏痰于膈上，浓茶取吐斯瘳。又或头痛恶寒，恶心便秘，脚耎形寒，脉濡或细，上病取下，

---

① 医：原本作“翳”，系误，今从文义改。

治从脚气。若其食郁有徵[1]，消导亦堪取济。《治法汇》。至于痰厥为殃，头疼如破，昏晕吐蛔，脉实便阻，已汗未瘥，非下不可。半夏五钱，巴霜一分，面和丸，服三十丸，姜汤下。《生生子案》。偏头风，左右别，左为风热血虚，右属挟痰或热，热用酒炒黄芩[2]，痰用半夏、陈皮苍术，风热宜荆芥薄荷、川芎元参，血虚利四物汤知母、黄柏。《治法汇》。

附[3]：《医级》头痛摘要

表邪头痛属三阳，若腹痛兼利者，乃两感并合之候；厥阴巅疼辨内外，如偏于左右者，多首风厥气之忧。厥气或从背，或从胁而上攻。

心　　痛

五脏之气，厥而入于心胞络，爰有厥心痛症，勿与胃痛相淆。积劳损阳兮，温润用以和络；鹿角、归尾、官桂、桃仁、半夏、姜汁。脾厥心痛兮，心痛引背，口涌清液，肢冷气塞脘中。辛香为之通调。良姜、姜黄、茅术、丁香、草果、厚朴。闻雷被惊，白术茯苓当归白芍钩藤丹皮、甘草；重按痛缓，急心痛症，误用辛燥。人参甘草桂枝蜜川椒。右并仿

① 徵：原本误作“微”，今从文义改。
② 芩：原本误作“苓”，今从药名改。
③ 附：原本所附，在心痛后，今改从文体移此。

《指南案》论。若乃气郁膻中痞结不舒，转输则似碍而痛作，益智远志、当归丹参，菖蒲贝母橘皮。痰凝血滞分调，亦或病因火郁。并宜分别治之。凡言心痛者，皆心包络病也。包络痛在两乳之间，即膻中也；若两乳之下，则胃脘痛也。《证治百问》。

胃　　痛

若夫胃痛多因，要旨可约，初病在经，久痛入络。辛香理气为宜，此于初病为宜。辛柔和血是酌。此于久痛为合。饮停兮吞酸可徵，食滞兮嗳腐可察。厥气乃散漫无形，瘀伤则定而久着。蛔虫动扰，当频痛而吐沫；痰湿互凝，必善吐而脉滑。营气两虚者，不离嘈辣而动悸；肝阳冲克兮，定然呕逆而烦渴。阴邪之势，其来必骤；郁火之疴，由渐而剧。自停饮至此，全用邵论原文，但略易数字以叶韵。（书云：凡痛而胀闭者多实，不胀不闭者多虚。）所以肝风犯胃厥涎衰，痛呕拒食，或投石决明、枸①杞生地阿胶，又茯苓、桑寄生、石斛。或进二陈汤去甘草粳米、人参麦冬。气闭则热自内生，肝厥挟痰，误用守补致痛极痞胀。铃金铃子、延胡索栀子、黄连偏中窾；阳败则味淡短气，人参附子姜桂枝正相宜。荜拨草果干姜，疗乎胃冷；瓜蒌薤白桂枝，治主胸痺；二陈去甘草，两症兼施。脘痛似乎拘束而健运

① 枸：原本误作“拘”，今从药名改。

失司，理中焦却嫌守补；勿用芪、术、甘草。病虚寒而气宣吐痰泄气消缓，通阳明勿杂多歧。人参、半夏、茯苓、附子、干姜、姜汁。得食甚而手按稍安，形寒和营最妙；当归桂枝汤去芍加茯苓。脉虚叚而食入脘痛，背寒用补勿疑。参、苓、归、芍、炙草、姜、枣。阳微浊凝，川乌附子、川椒干姜俱炒黑；酒肉滞气，金铃子散失笑散及桃仁。病有因饮食郁勃而呕吐肢寒，勿讶阳微欲脱；痛频复而血凝气阻，须知瘀滞宜行。苏木、人参、郁金、桃仁、归尾、柏仁、琥珀、茺蔚、红①枣肉丸。四句止一案。（右）并约《指南案》论。若夫心与头互痛而便燥，肺气不降。单黄芩酒炒为末，汤下。十余服愈可起沉疴；胸常若饱而形消食少，下瘀血酌乎老少。年壮者，可用桃仁承气汤；老弱者，但以四物汤加入桃仁、红花、五灵脂、归尾、酒大黄、韭汁为妥。上一条丹溪案，此条虞恒德案。卒心痛兮脉洪数，黄连一味能瘳；肾气逆而上冲心痛，韭汁和五苓散为丸妙。茴香汤下。《病机沙篆》。脉两寸关弦滑有力拒水汤饮皆吐，不食痛甚夜尤疼，五灵脂酒调没药；吐出绿痰两碗而痛止。《医统》肢冷脉微沉细涩胸畏热，喜掀露风凉，渴喜热饮。草豆蔻丸入黄连倍加。又滑石、神曲。丹溪案。心脾病发而脘疼，阴虚之候；肝胃相逼而隐痛，鬲症之缘。《已任编》。（《本草纲目》治心气疼痛，绿豆二十四粒，胡椒十四粒，同研，白汤调服即止。）

---

① 红：原本下接“约指”二字，系错简，故移置于句末。

胁痛

若夫杂症胁疼，厥阴所属。爰有河间金铃子散，长沙旋复花汤。兼动跃则甘缓理虚，炙甘草汤去姜、桂。属虚寒痛发午后，得食自缓则辛温通络。当归、茯苓、炮姜、肉桂、炙草、大枣。清气热攻冲扰脘入胁以黄连牡蛎白芥子、夏枯草，又香附、半夏，泄肝郁胁胀夜甚以香附姜渣、川楝子橘叶，又半夏、茯苓。寒入络脉分，胁痛攻心，呕涎身栗。荜拨、半夏良姜吴萸；又川楝子、延胡索、蒲黄、茯苓。怒动肝阳分，左胁闪闪。郁金降香末。又山栀、半夏曲、橘红、石斛。进食痛加大腑干大便燥结，脉动而虚左小弱痛势上引得食安，嗌干舌燥、心悸。并投新绛和营络，柏子仁归须桃仁橘红、琥珀攒。前症用旋复花汤加桃仁、归须、柏子仁。寒热不休，胁下痛犯中焦，初起上吐下泻。病在少阳之络；青蒿、丹皮、归尾、泽兰、红花、郁金。肝风内震，左胁骨痛，易饥呕涎。药宜复脉汤之甘。生地、阿胶、白芍、柏子、桃仁，又天冬、枸杞、桂圆。右并约《指南医案》。且夫肝肾两损，房劳兼怒，两胁胀痛。柴胡、当归六味汤效如神；肝脾血虚，胸胁胀痛，手按稍止，脉洪大，重按细。加味逍遥散加川芎、地黄功立奏。《薛氏医案》。按之痛甚，不皆实症为然；有阴虚火旺，而胁及肩背作痛者，亦手不可近，服消瘀药反剧。《广笔记》案。气血分岐，勿为后人所囿。胁痛左右血气之辨，古无是说，此实后世之谬。《景岳全书》。矧如肝叶胀因于方食时争谇①，合用归脾汤；《己任编》案。胁连腰肋肿痛起自忍饥过劳，不能转侧，医治不效，一儒者诊之曰：此肝火也。偏宜龙胆泻肝汤、当归龙荟丸而愈。《名医类案》。是当参前贤论治之精，详《医旨绪余》② 黄古潭胁痛论。抑宜鉴误用平肝之惨。一人遇劳与饥则胁痛，医投平肝药，痛甚而殒。《类案》。

附：《医级》摘要

邪由肝胆者，患始本经；邪非本经者，症由传及。胁痛出食者，症已归肝；胫肿掣痛者，胁留恶血。息贲肥气，左右肋结如杯；息积风根，痼疾不妨于食。脱血胁痛，出清涎而先觉腥臊；挫闪结瘀，常牵钓而痛无休息。冲痛面黄夜甚，多属血瘀；胁鸣呕水攻疼，必为饮癖。右胁咳如痛裂，防伤肺络血来；左痛嗳泄气得瘥，多属疝瘕气逆。淬铁饮代赭石旋复花，镇肝经之逆痛；玫瑰花枫实，开结滞之危疼。

又云：左右两胁痛，皆属肝病，其胁痛连小腹者，左为大肠病，右为小肠病，仿此分治每立应。尝验之豕腹、牛腹、鼠腹，其大肠皆在左，小肠皆在右，推之于人，当必无异，诊脉分候，亦当复然。

---

① 谇（suì 碎）：责骂。

② 《医旨绪余》：为明医家孙一奎撰，参见前《生生子医案》注。孙一奎曾学医于汪机的弟子黄古潭。

又云：右胁隐痛，咳则如裂者，此由肺邪之结，若见于左者，仍在肝也。

腹　　痛

腹处乎中，痛因非一，须分有形无形，主治机宜已得。何谓无形？寒凝火郁抑，气阻营虚，及夏秋痧秽暑湿。何谓有形？蓄血伤食，瘕疝蛔蛲，偏嗜成积。于是泄浊通阳，吴茱萸汤四逆汤；清火泄郁，六一左金丸金铃子散。开通气分，四七汤五磨饮子；宣攻营络，归须桃仁山甲韭根。及下瘀血汤法。缓而和兮，戊己汤加减，小麦甘草大枣汤；柔而通兮，复脉汤加减柏子仁、肉桂当归苁蓉。发疹五六年形体畏寒大便腹痛里急，郁病气血凝滞自宜宣导；当归、酒大黄、枳实、桂枝、白芍。当脐腹痛冬发春愈，病作嗳气，营虚却喜温通。当归、肉桂、茯苓、炮姜、炙草、大枣。右并仿《指南案》论。是症也，郁火阻于寒凉，怒后胸腹胀痛，消补攻下不效。温清并用；白蔻、官桂、木香、姜汁、黄连、栀子、钩藤。陆祖愚①案。胃中积冷偏兼肠中热，制药宜工。详陆养愚案。故有壮热谵语，吐利交频，舌灰刺如芒足冷，心下按之大疼，六脉模糊涩弱，谁知食壅太阴，不能鼓运其脉。凉膈散甫投一匕，顿令脉复神清。张石顽案。二尺

① 陆祖愚：见前注。

沉弦按之益坚，向患寒疝，停食感冒知积疝，若气逆则暴绝堪虞；是夜果复暴满而逝。同上详原案。右脉滑大有力，左沉伏属胶痰，脐腹右痛，便秘呕吐。令便通则痛呕自止。元胡索五钱，调服元明粉三钱。《生生子案》。伤冷食而燥矢作痛，先投丁附治中汤一帖而后与巴霜沉香、木香作丸，下五六次而愈。虞恒德案；病积热而腹中如火时疼，轻用二陈汤下芩连而重宜调胃承气汤，元明粉亦可。《治法汇》。痛而积血欲吐，久患腹痛，脉人迎气口洪滑侵上。涌血饼以烧盐；《易氏医案》。痛而绕脐有形，其状如死，脉近尺带滑。疗脐疝以枸杞。白芍、茯苓、吴萸、肉桂，六剂痛止。《芷园臆草》。若脐下之大疼，人中黑而多死。《治法汇》。又有小腹胀疼，形如覆碗，气壅者吐之斯安，瘀停者脉沉弦，小水或通或秘下之自缓。如小水之不通，尿涩血凝分勘。瘀血亦有小便不通者，当以余症及脉参之。同上。更有少年酒食后，又色慾过度火挟脐起，上入胸膈，腹痛若抽，胸中阻如有物杆格，此由丹田有寒，若相火上冲，则必上至头面矣。乌药二钱回阳附子三分有力。五日见效，服附子百枚而全愈。《慎斋遗书》。筋骨皮肉之痛，经邪勿治中宫；景岳。腰脊控睾而疼，要药无如羌活。《类案》。

附：《医级》心腹痛摘要

痛极脉伏，察伏阳更推脱候；痛分经络，横痛络直痛在经。膈疼牵引背肓，宣通肺膈；正腹痛连彻背，温化阳明。环口青扛痛，厥晕唇红者，蛔结之状，唇疮介齿，颦蹙额扪腹昏默者，狐惑之形。痛沉着而腹足钓牵，法必温行，温行反剧者，肠痈欲作；痛引阴而囊痈蔓串，治难消溃，溃后屎出者，盘肠妨生。烧锤紫石英镇阴煎，镇攻冲之厥痛；刮刺蒸脐探吐，探脱伏之旋冲。掣背之疼，宜调中鹿胶平胃；肩肓之痛，须桂甘活络温通。横痛者，进桂桃寄生山甲；直痛者，宜升麻苏梗青葱。

又云：心腹之痛，在经文《举痛论》，因寒者十三条，因热者惟一条。然尝验之初病多因寒，久则成热，则寒亦化火矣，故治此症，不宜偏热也。

《折肱漫录》云：霍乱腹痛，误饮米汤即死，屡屡见之，不可不慎。

肩臂背痛 附：手腕痛

肺俞为病，肩背斯疼，及乎臂痛，同责阳明。症有内外两用，治分气血二致。阴伤络涩因劳倦，循经入络利辛甘。桂枝、防己、茯苓、苡仁、五加皮、白蒺藜。风动筋急责营虚，痛时筋挛，绕掣耳后。活络舒筋同主治。当归、黄芪、姜黄、桂枝、防风、生白术，送活络丹。若夫厥阴风动，阳明络虚，归身、黄芪枸杞柏子仁，胡麻白蒺藜羚羊角乌制首乌。肝浊逆攻痛至背，参仲景之乌梅丸加减；肾气攻背而项强腰重头疼，法许学士之椒附散。川椒、附子、桂枝、茯苓、生白术、生远志。脉芤失血汗出背痛，补络斯安；人参、归身、枣仁、白芍、茯神、炙草。脊突背痛，督虚之故。鹿角、鹿角霜、枸杞、归身、杜仲、沙蒺藜、茯苓、青盐。阳明气虚，肩臂①难屈伸。归身、黄芪理乎卫阳；又桂枝、姜黄、海桐皮、夏枯草。口鼻寒侵，胸痛引背、手足厥冷。温药两通气血。川楝子、延胡索、香附、橘红、乌药、吴萸、红花。右并约《指南案》论。又如痛起肩背胛缝，上至胸前侧胁，脉来弦数豁如，病因谋虑不决，丙火小肠乘胆子来乘母为实邪，龙荟丸藉人参木通力。煎汤下，数服愈。丹溪案。防风汤散肺俞之风，五积散祛寒湿之袭。痰流臂痛，指迷丸有奇功；风痺牵疼，控涎丹治痼疾。叶氏案论。手太阳气郁不行，肩背痛不可回顾，外因以风药散之可痊，内伤补中益气汤不误。手腕肿疼，多因风热，否或挟痰，用药以姜黄为引毋缺。他若湿热风痰，水虚精竭，心痛或牵引乳胁或走注背痛，此由元气上逆，当引使归元，不可复行疏刷。并宜随症分调，并《治法汇》。莫漫称虚道实。

腰腿足痛 附：脚气

腰痛一症，主病维肾，三因须明，五辨宜审。详原集。倘其肾阳或亏，益火以消阴翳；肾阴内夺，壮水以

---

① 臂：原本作"脾"，系误。今改。

制阳光。此内因治法。湿郁生热先除湿，阳伤寒湿用通阳。此外因治法。劳役受伤，先天后天同治；坠堕致损，辨伤之轻重，与瘀之有无。或通或补分商。此不内外因治法。腿足之痛，治湿为纲，或补中或填下或养肝，审因投剂；佐温佐清佐散，谓治湿随症裁方。故有饮酒便溏，遗精腰楚，痛而麻木。苓桂术姜汤，驱湿暖土。老年腰痛，宜治奇经，小茴香、肉桂当归苁蓉鹿角，温养妙取有情。若其痛着右腿，肌肉不肿，入夜势笃，筋骨邪壅，地龙穿山甲细辛归须，妙兼灵动。又如两足皮膜，抚之痛作，厥阴乘犯阳明，栀子、川楝子归须桃仁青皮、延胡索。及乎两足骨骱皆疼，饱食则哕，独主胃阳明虚不能束筋骨，苓姜术桂汤。至若呕逆吐涎，冲气攻心，足大拇指强硬而痛，脚气同形，宜用吴萸熟附子，更襄防己独活、当归细辛。右并约《指南案》论。（按脚气由于湿热，而拇指强痛，或足膝反冷者，忌投萸附等热药。）又闻郁怒伤肝则诸筋纵弛忧思，伤脾则胃气不行。腰痛之寇，沉香降气汤调肝散，二方详原集。厥功各奏。《证治准绳》。湿痰入肾而腰痛，攻下始获安痊；《广笔记》。湿热太甚老人禀壮、好饮火酒，腰痛欲死而脉洪滑之甚，小水不通，寒凉何妨峻授。大分清饮，倍加黄柏、胆草而愈。景岳辨丹溪论。久痛宜开，用官桂可例治腹胁痛亦然；《丹溪心法》。木郁当达，因亡女腰痛。君白芍香附还佐乳香。没药、橘红、肉桂、白芷。《广笔记》。察脉审症，心法毋忘。左脉濡细而数右和，体瘦嗜酒，腰腿大痛。血虚受热投滋肾丸加牛膝、杜仲而顿愈；一人肩背与膝相引而痛。寸脉弦一人昔肥今瘦，两膝与肩互痛，二尺滑而沉，流痰分吐前症用瓜蒂散下后症用小胃丹而俱康。青龙汤加槟榔治脚气初起，（治脚气用小青龙汤。）上气喘促表邪方，实者用五皮五子散，虚惟八味汤冷服为良。足跟痛瘦人脉数用坎离丸加牛膝，湿热饮酒人痰流肥人脉滑须异治；湿热用当归拈痛汤，湿痰用二术二陈加木瓜。脚心痛惟补养，并详《治法汇》。肾脏风毒更宜详。脚心如中箭，发歇不时，宜泻肝。《名医类案》。或有妇女足底刺痛如锥，此属湿侵下焦血分，健步丸子能医。又有足肿痛不可忍，一胫之大如腰，自腰以下，巨细如一。亦由肾脏风攻注脚膝，煨肾散加木鳖堪疗。方详原集。同上。

附：《医级》脚气赋摘要①

寒热足疼攻胁，柴桂牡蛎左金丸，前癃后闭危疼，导赤散柴芒牛射通淋散。邪着阴而内痛，芎归红花、香附栀姜；肝犯胃而跗疼，戊己汤楝延柴桂。肝热下流痛剧，鸡鸣散如神；寒湿浮肿顽疼，独活汤必效。

腰痛赋摘要②

风寒湿之合痺，皆可着疼；肝肾膀胱之疟邪，悉

---

① 脚气赋摘要：此节原本在“诸痛”之后，今按本书文体移前。

② 腰痛赋摘要：此节原本在“诸痛”之后，今按本书文体移前。

能致痛。督脉受邪，痛形反折；跌仆[1]致损，瘀滞牵疼。疝瘕邪留痹结，亦作腰疼；积根原抵两旁，但从积论。悠悠切切屡发肾之虚，阴晦痛重湿之患，安息稍可者虚候，寒热掣痛者实邪。眉批：按脚气由于湿热，而拇指强痛，或足膝反冷者，忌投萸附等热药。

诸　　痛

若夫诸痛之疴，久必入络，宜宗《金匮》旋复花汤，或佐归须桃仁柏子仁鹿角，或襄桂枝、沙蒺藜降香、小茴香，或入姜黄延胡索志远志郁金。大旨辛润宣通，勿用酸寒涩药。发黄由气血不行莫作疸医，怯冷由营卫不和非关阳弱，久病当以缓攻，奇脉必宜兼察。肝肾下病，必留连及奇经八脉。鹿角霜、桑寄生、杞子、当归、沙蒺藜、石斛、白薇、杜仲。若其热伏至阴，初受寒湿，久则化热，深入阴分。脉细而数，麻木刺痛，自巅至足。或入夜兮势增，或痛来兮迅速。右总括三案。东垣滋肾丸方，能使沉疴顿却。鹿霜归杞，治脉络之不和；见上奇脉条。温润甘柔，人参、当归、沙蒺藜、茯[2]神、枸杞、菊花炭。主病后之劳复。右约《指南医案》。

---

① 仆：跌倒之意，原本作“蹼”今改，下同。

② 茯：原本作“伏”，今从药名改。

疝

疝由冲任为病，亦属督脉所生。详《内经》。仲景方温补散寒，当归生姜羊肉汤；子和①法辛香流窜，虎潜丸金铃子散。益夫暴疝多寒，久疝多热。此叶氏治疝大指。浊阴聚络，脐旁动气，少腹结疝，睾丸偏坠。药宜苁蓉杞子、当归舶茴香；又安息香、茯苓。肝气不宣，少腹横梗，痛扰腰胁以及阴囊。治用左金黄连、吴萸山甲。又青木香、川楝子、延胡索、橘叶。温通肝络，疝坠于右，筋缩，连少腹痛。乳香穿山甲川楝子黑川乌；又橘核、小茴、韮白汁泛丸。直走至阴，疝痛有形，呕吐黄浊，大便不通，脉左涩右弦。鼠矢韭根汁桃仁橘核。又金铃子、延胡索、小茴、青皮。肝风筋疝，怒劳致伤。宜通补以熄风；苁蓉、补骨脂、归尾、小茴、韭子、茯苓、胡桃、青盐、羊内肾蒸熟②和丸。阳微阴凝，寒战后热，囊大尿少，至晚肿胀愈加。当温经而泄湿。桂枝、吴萸、川楝子、茯苓、牡蛎、泽泻、青皮汁。湿热郁于血中，老年久疝，因嗔怒而肿大热痛。丸投滋肾；厥气冲而攻胃，宿疝气冲，味酸涌吐，完谷不化。治仿白通汤。湿胜热淫，囊肿形坚。龙胆草、芦荟黄柏山栀又知

---

① 子和：金代著名医学家张子和，名从正，自号戴人。睢州考城（今河南睢县）人。其代表著作为《儒门事亲》一书。又张子和与前刘河间、李东垣、朱丹溪，合称“金元四大家。”

② 熟：原本误作“热”，今从文义改。

母、猪苓、泽泻、海金砂、细辛可与；阳衰疝坠，干姜吴茱萸、人参附子当庸。故有自壮至老，病根不辍，下焦日衰，升阳颇合，二鹿茸、角霜菟丝子、当归，桂枝沙蒺藜。又或疝兼疟母，肝络邪凝，宿痾沉痼，痛引阴筋，宣肝还兼暖肾，温通妙在有情。苁蓉、枸杞、归身、小茴、穿山甲、全蝎。右并约《指南医案》。又尝参之，厥疝沥沥有声，左胁有形如臂，当归四逆汤，治之亦易。李士材案。（当归四逆汤，乃归尾、附子、延胡、川楝、官桂、茴香、柴胡、芍药、茯苓、泽泻共十味，与伤寒方不同。）若夫睾丸所属，左水右火，故治气宜右，痛少肿多。而治血宜左。肿少痛多。《病机沙篆》。病疝而冲心欲死，投八味丸以回生；同上。饮酒而痛注右丸，先服调胃药一二剂而次吐。《证治准绳》。

附：《医级》摘要

发必攻冲者气论，痛必泄血者血名。有疝发吐衄者，名血疝。水因气阻，即为水疝；疝发即吐清水，胁脘皆痛。夜出昼伏，义作狐评。㿗疝顽壅，肿坠不痛；横弦竖弦，结聚牵疼。此内气结聚，痛在腹胁。久疝止作无休，三层茴香丸可愈；内疝无疼气扰，导气汤都气丸能安。经验疝方，五苓散茴香、川楝槟榔，木通橘核；镇攻疝剂，淬铁饮镇阴煎导水茯苓汤，攻积通经散。

李士材治一人嗜火酒，又涉溪水，遂致右丸肿大如斗，久治不效，以胃芩汤加栀子、枳壳、黄柏、茴香、十剂略减，即以为丸，服至十八斤全安，后不再发。

耳病

肾窍在耳，心亦寄焉，胆脉同附，三络相连。是以体虚失聪，心肾同责；邪干窍闭，治胆为先。假令窍逼火风，温暑为恙，听而不闻，耳疼或胀，栀子、连翘竹叶滑石银花荷，妙取轻清泄降。抑或胆阳上郁，聤胀耳聋，羚羊角丹皮栀子蔓荆子、鲜荷叶、苦丁茶菊叶，夏枯草诸品有殊功。心肾两亏肝阳亢，内风上旋窍为蒙，山萸白芍滋石龟甲沉香、熟地牛膝，琐阳秋石、远志五味二门冬。气闭而鸣，宜投木通香附；左耳为甚，先泄少阳。因风温而致不聪，取茶调散于临卧；补心肾而清胆郁，分早丸晚汤以二方。右仿《指南案》论。五闭详于景岳，火闭邪闭窍闭兮虚闭气闭。外不能达，病仿经调；内不能通，症从脏治。实者暴鸣而声洪，虚者渐鸣而声细。耳痒极兮难忍，挑出血兮始止；肾风虚兮毒上攻，透冰丹兮能立已。方详《证治准绳》。妇女左聋，忿怒必甚；丈夫右塞，嗜慾偏多。阳明大虚则耳聋，补中汤可效；并《治法汇》。肝火伤血因于怒为耳痛，六味丸能和。三焦风热而肿疼，逍遥散加味；脉滑事烦而重听，痰火当祛。《病机沙篆》。

目　疾

目疾无论内症外感，悉与肝胆相关，最要莫如心肾，他脏亦间来干。外因必呈表症，方宜清散而安；至于内因之症，虚实分参。实缘风热之淫，暴赤肿痛等恙；虚由水火之弱，昏矇内障为患。平声。倘其阴血虽亏，风热未尽，缓急兼权，清补互审。若乃久服寒凉，虚阳转盛，从治宜和，甘温是进。故夫浅淡而紫，虚热何疑；鲜泽而红，实热斯信。白睛枯槁瞳神青绿者为寒，瞳神内涌白睛带赤者为热。目难开肿赤刺痛，夜甚而视物犹见，由邪火之独燔；翳裹睛珠不甚痛，目仍能开而入眼如无，视物不见。乃真阳之欲竭。外障兮，点洗有功；内障兮，投寒转剧。白睛昼痛，可用点药，黑睛夜痛，亦忌寒凉。更有肝阴亏耗，木火上炎，眼胞红肿睛珠刺痛，上及顶巅脑后，如破如裂，此则风从内发，治宜静摄滋潜，育①阴熄风，柔肝滋肾等法。切忌羌活防风升散，及川芎、细辛、藁本、升麻等药。致令痼疾难痊。右仿《指南案》论。尔其年壮气实，酒客膏粱，积热上壅，目痛非常，脉实数兮有力，凉膈散酒蒸大黄。若乃体厚胸痞，食少倦怠，脉滑以沉，伏痰为害，治以温胆汤加芩连，甚者滚痰无碍。且夫疗目昏

① 育：原本误作“盲”，今从文义改。

须用参芪，治目翳当分五色。并详《治法汇》。目久不愈，地黄六味加味丸合补心丹；朝服六味丸，临卧服天王补心丹。《广笔记》。血热每睡起目肿红良久却愈，白粳米制生地汁。服二日而愈。《名医类案》。羊肝丸愈赤眼之神丹，《治法汇》。八味饮招肾阳之离宅。赵养葵①案。女子通经经停三月，肝脉弦滑而疾愈，盖缘血盛肝强；肝血并而不通。孙真人②案。小儿治疳而目痓，只为肝经湿蒸成热。眼眵腹胀，九味芦荟丸妙。《治法汇》。龙荟丸泻肝实而火炎，目昏胁胀，脉弦数实。茶调散吐胶痰之在膈。壅滞痞闷，上攻于目。同上。目疾不宜六味，此说可参；谓茯苓、泽泻渗水，山茱萸不宜于目。黄氏云：以予验之，信然。《医学钩元》③。液涸而致睛黄，虚寒而目黄者，乃津液干涸而然，此枯黄也，非峻补不可。《景岳全书》。斯言有识。

附：《医级》摘要

夏枯草除目珠夜痛，蕤仁能定水生光。攀睛胬赤，飞石决明加冰片；倒睫拳毛，煅石燕入麝。

《千金方》神曲丸，又名磁硃丸，生神曲四两，磁石煅、醋焠七次，朱砂水飞各一两，蜜丸弹子大，食前米饮下，日三服。此方治瞳神散大。孙真人曰：

---

① 赵养葵：见前《医贯》注。

② 孙真人：即孙思邈，见前《千金方》注。

③ 《医学钩元》：为清医家陆南英著，陆氏字超亭，号千士，上海人。

此方益眼力，众方不及。

（《本草纲目》：绿豆皮能退目翳。）

鼻　　症

盖闻胆热移脑，令人辛频鼻渊。本《内经》。开上宣郁，频塞方痊，则有川芎菊花茶调散，苍耳散、防风通圣散。佐以荷叶边、苦丁茶连翘蔓荆子，外因辛散为宜；再加夏枯草滑石栀子、石膏，内热清凉更胜。若日久而不愈，当咸降以滋填，虎潜丸减去辛味当归、陈皮，更襄镇摄之品斯安。其有阴精久亏，脑髓不固，淋下不腥，虚劳先路，急宜常服天真丸，冀获免于危痼。右仿《指南案》论。抑夫九窍不和，肠胃所生，谓鼻塞。补中益气汤，服不厌频，兼用化痰开窍，久之清气自升。治耳聋目昏亦然。鼻紫黑由血热而结，嗜酒人多患此。涕多或黄或白或带血如脓属肾气之虚。并《治法汇》。鼻内酸疼，有寒热相包者、有肺虚有火者；鼻梁作痛，风邪入鼻痰火冲肺胃火上攻病之魔。泻白散凉膈散合二陈汤，化鼻生瘜肉法兼外治；白矾末和硇砂少许，吹上。滋水生肝还养肺，疗鼻渊愈者甚多。魏玉璜案。

牙　　症

齿牙何以为病，虫虚风火宜详。此言齿痛。酒客牙宣，清虚热以石斛旱莲草牡蛎、泽泻；又人中白。颊车穴闭，口不能张。宣络脉以天麻桂枝、僵蚕羚羊角。又山栀、丹皮、钩藤。玉女煎治温热上蒸而齿痛，连及头巅，阴弱体质。右约《指南医案》。滋肾饮黄柏、升麻、青盐三味主肾火盛而牙长。《易氏医案》。湿热蕴牙床而痛，轻者清胃散，重者承气汤当酌用；酒人齿蚀，硝黄桃桂可为丸。即桃仁承气汤。脑犯大寒，脑齿连痛，名曰脑风。非羌活附子汤，方详原集而莫救；并《证治准绳》。胀偏齿缝，分阴虚或肠中风热以同参。《治法汇》。黑缘虫蚀之故，肿由风热之干；湿热疼而齿木，火郁痛而龈干。肾虚牙疼其齿浮而血虚牙疼其齿痒，肠欲热饮，脉入下齿而胃欲寒饮，脉入上齿。风热相搏交壅兮，吸风即痛；血搏齿间兮，掣痛如钻刺。又痰热毒气，则注痛咳嗽。《证治汇补》。

附：《医级》摘要

牙长者髓溢，白术单调；肉胀者热壅，地髓可愈。槁黑者，知柏地黄汤；齿堕者，生脉散六味丸。

咽　喉

十一经皆凑咽喉，惟足太阳别下项。阴阳结独由君火手少阴相火手少阳。《内经》云：一阴一阳结，谓之喉痹。爰由肿痛风蛾，急则治标为当。辛散咸软，去风痰，解热毒为主。尔如风火上郁，阴亏脉数，连翘薄荷、牛蒡射干，沙参元参贝母、石斛；又如喉间紧痺，肺中气热，地骨皮枇杷叶芦根，天花粉苡仁百部。气火蒸而喉舌疳蚀，解热毒以金汁银花；又川贝母、马兜铃、连翘心、通草、芦根汁。厥阳化火风上窜而喉痛痺，痛连心下，每晚加剧。缓肝急以阿胶鸡子黄天冬、生地。又元参心、糯稻根须。二气虚而龙相上灼，宗仲景之猪肤汤；肝阳上越而肾液不收，法钱氏之六味地黄丸。怒劳喉辣，心震液虚风动。甘缓微佐以酸收；人参、萸肉炭、白芍、炙草、茯神、小麦。又复脉汤去桂。秽浊上触咽喉肿痺，日暮昏烦阴怯未病遗泄且疗乎阳炽。连翘、郁金、马勃、牛蒡、竹叶、山栀、杏仁、橘红。右约《指南医案》。又如喉癣或由杨梅疮遗毒，土茯苓有专司；咽中有核如脔，此梅核气症。四七汤偏能化。声如鼾睡肺绝，速调姜汁、竹沥入人参汤；迟则不救。并《治法汇》。喉闭恶寒，邪在表。切忌酸收如胆矾等吹喉与寒下。如芩、连、硝、黄等。《医学纲目》。喉中生疮久不愈多由虚火，游行无制。宜金水之双收；阴虚咳嗽，久之喉痛必有疮，名肺花疮，宜滋水生金药中加甘桔。《治法汇》。咽痛果属格阳，用桂附而奚讶。镇阴煎冰冷服。详景岳案。

附：《医级》摘要

无表咽疼，不宜升散；痺喉厥泻，必与温经。镇阴、四逆、八味肾气之属。仓廪虚而浮火疼，四君子汤加石斛必效；锁涩甚而无赤痛，乌龙膏、方阙待考甘草桔梗希平。此症最恶。

唇口病

唇属手足阳明，上唇属手阳明大肠，下唇属足阳明胃。上肠下胃须别。热则裂而燥则干，风则瞤而寒则揭。若乃唇肿起皮，皱裂如茧，病名茧唇。肝脾心肾攸关，养血滋阴为善。以上唇病。《治法汇》。口甘谓之脾瘅，本《内经》。佐兰草以泻心汤；谷少则属胃虚，补中宫而非舛。口苦专责少阳胆，口淡或由胃热。病后则属胃虚。年高水弱味厚及服补阳药太过而口臭，清胃散甘露饮俱佳；膀胱移热于小肠而口糜，本《内经》。导赤散五苓散可合。易老法。若投以凉剂而反增，或参乎从治而自帖。附子理中汤。以上几病，并《治法汇》。

按：新病口淡舌燥者，胃热也；久病口淡多津者，胃虚也。

舌病

舌通手少阴心，肾胃肝脾亦属。详《内经》。气虚则舌纵而麻、阴火则舌点如黑。湿痰肿胀兮脾热干涩，肝热卷而且缩兮，胃热而舌本强直。舌燥声哑兮肺热何疑，舌心干焦兮肾阴已竭。《证治汇补》。舌生疮久蚀以成穴，累服凉剂不效。黑锡丹善镇浮阳；舌无故而自痹，由心血不足。理中汤加当归亦培心血。舌肿胀而形强脉实，由积热内盛，上焦痰热。防风通圣放凉膈散堪投；《治法汇》。舌本强而木盛土虚，柴胡芍药六君汤可啜。此症善怒，臂麻。《薛氏医案》。

附：《医级》摘要

上唇燥而或饮肺热或否大肠热，热别肺肠；下唇焦而为漱漱水不欲饮为脾热为消，消渴为胃热。热分脾胃。上论唇。黄转黑枯，真阴欲竭；苔偏旁出，肝胆邪深。胎生舌之两旁，少阳胆病，若偏结一边，肝脏之邪。苔随食化者虚候，惟补中而兼运；朝起未食则舌苔，食后苔退，皆虚候也。偏苔半截者脏病，非补养而莫除。红润黑纹，厥阴寒候；苔中小舌，传变危机。右论舌。

又云：润滑姜黄，太阴寒化；舌红点黑，斑疹先推。焦红且紫，补水为先；淡白而光，温经为急。舌木舌长皆火候，如菌如荔总虚邪。朱红喜热者龙雷，燥焦不渴者阴槁。

又[①]：《医级》舌苔条云：青灰多疟候，柴胡酌加栀蔻；灰滞多寒食，蔻姜参入平陈。色如朱紫者火升，芩连是用；稜赤枯燥者阴烁，都炁能平[②]。旁苔胆候，正柴胡小柴胡；光枯液亡，生脉都气。剥换

---

① 又：此条《医级》文，原本在“舌病”末，今从文体移此。

② 都炁能平：原本作“都炁能乎”，今从文义改。

由尖及内，症可渐平，四围旁退中留，胃败变至。

面赤条云：拇赤入窥庭，症多陡变；肿红胞碧暗，瘟毒难当。

附：王晋三[①]白苔论并姜桂汤方

伤寒脏结症，舌上白苔滑者难治，戒之不可攻。而《舌鉴》[②] 论白苔十九症，皆用汗下辛热之法。余阅历多年，未有能治之者。戊午岁少阴君火，太乙天符[③]，自春徂[④]秋，民病无论三因，舌苔白者居多，有白滑、白屑、白粉之异，原其义，即《至真要论》热胜寒复，火胜水复，热极反见胜己之化也。用炮姜、附子，则白苔厚而液燥；用芩、连，则手足冷而阳脱。余寻思舌为心之外候，其色当赤，白为肺之色，反加心火之上，是侮其所胜，显系寒邪入肺，郁蒸见于舌，是卫实营虚，乃以大剂生姜汁泄卫，肉桂通营，人参、南枣、当归助营卫之正气，服之

---

① 王晋三：清医学家，名子接，长洲（今江苏苏州）人。有《绛雪园古方选注》等著作。弟子甚众，名医叶桂曾就学其门。

② 《舌鉴》：舌诊著作。清·徐灵胎撰有《舌鉴总论》；还有清·张登，撰《伤寒舌鉴》。

③ 太乙天符：古代运气学说中，天气、中运、岁支三者之气都会合，称“太乙天符”之年。如戊午年，戊为火运，午年为少阴君火司天，而午又是南方火位。此外有乙酉、己丑、己未三年。

④ 徂（cú 阻）：往也。

皆应手而愈，名之曰姜桂汤，宗①仲景心营肺卫立方也。

老生姜汁三钱冲，肉桂二钱四分，人参三钱，当归二钱四分，南枣三枚。右水二钟煎八分，冲姜汁，分三服，随时服。

按：温热症初起舌白，瘟疫证舌白如粉而滑，四边色紫绛者，乃疫邪初入募原，未归胃腑，当亟与透解，此方俱不可误投。《治法汇》亦曰：脾热则舌滑而苔，脾闭则白苔如雪。陈准斋②云：二句不论外感内伤，皆从脾热闭论。右二条与王氏之论相反。大抵当以症象合色脉参互断之，庶无谬误，不可专执舌苔。

《金匮》云：病人胸满唇痿，舌青口燥，但欲漱水不欲咽，为有瘀血。

阳　痿

阳萎之因，肝肾攸责，必峻补乎真元，血肉之功毋缺。斑龙、聚精、茸珠合方。又雄羊肾、鹿筋胶之属。因恐惧则宜固肾而升阳，因思虑则合三阴以兼摄。心脾肾同治。郁损生阳，逍遥散参乎越鞠汤；湿热为患，宗筋必弛纵而不坚举。淡渗更佐苦味坚阴。若其宗筋纵弛，治惟通补阳明。右仿《指南案》论。

---

① 宗：原本作“宋”，系形近之误，今按文义改。

② 陈准斋：生平未详。

脱　　症

若乃阴阳偏胜，脱症多因。目瞑口开遗尿具，人参附子童便续元真。旋救阴而以生脉散，去刚燥而转甘柔。鼾声呵欠而躁烦，地黄饮子急固根蒂；亡阳由于汗多寒痉而烦渴呕逆，救逆汤冀挽弥留。右约《指南案》论。

惊

惊则伤胆，心肝俱戕。气逆汗淋，重镇参救逆之法；桂枝、黄芪、人参、龙骨、牡蛎。肢寒冷汗神怯欲速，宁心协甘缓之方。人参、茯神、枣仁、龙骨、菖蒲、炙草、南枣、小麦。暴厥兮心怔阳动，则肝肾同固；生地、萸肉、龙骨、牡蛎、五味、金箔。神伤兮不语窍阻，则痰火宜攘。建兰根、姜汁、金汁。右约《指南医案》。

脱　　肛

脱肛之故良多，例用补中益气汤，肾虚不摄肛坠尻痛，痢多伤阴禹粮石脂丸，熟地、五味、茯神、山药、楂肉、菟丝煎送。又左归饮除枸杞加五味菟丝远志。便后少腹痛肛坠，溺则便滑。老人下元阳惫肛坠，气泄如风，阳起石三分调入配人参鹿茸；又补骨脂、大茴、茯苓，此症非升柴能举其陷。久下血脱肛，遇劳即发，背脊痛，病经十六年奇脉伤，斑龙丸加五味。右约《指南医案》。若湿热之下淫，下痢十二日，腹痛，脱肛后重，服补中益甚，脉右关滑大搏指，此积滞固结也。投苦寒而何忌。用槟榔、枳壳、木香、山楂、芩、连、芎、芍等药而愈。《生生子案》。又叶案亦有下痢湿温脱肛，用五苓散者，见痢疾门。

《医级》云：虚而挟火，补中加连；利而过扪，六物升举。元虚不摄，参茸亟进；火盛常脱，升连必投。

杂证补遗 本《医级》杂病原文摘要

伤　　风

风邪伤肺，气合皮毛，卫气受伤，邪干腠理。亦见三阳表症，则化斑化疹，同伤寒传症之条；其或传伏息留，义详《内经》。则为胀为疼，成风劳积聚之候。寒风兮指尖微冷，温风兮汗咳痰稀。暑风兮烦渴多言热汗，风湿兮瓮声声如从瓮中出首重如裹身多汗如濡。精血虚而凑邪，血风劳风必辨；注详虚劳。留舍久而息伏，变传感召须知。干脏气则五风发现，即《内经》五脏之风。袭肠胃则泄澼相随。即胃风、肠风。五脏感发，就症推寻。肝风搐搦兮，钩蝎归芎星半；肾风黑庞兮，大营煎、熟地、当归、枸杞、肉桂、杜仲、牛膝、甘草金水六君丸羌辛。肺风宜如圣汤，防风、荆芥、连翘、桔梗、甘草。挟火饮，麻杏石甘汤葶苈泻肺汤；脾风需苓术煎，二陈汤加白术、猪苓、茯苓、泽泻、干姜。木乘土，理中汤姜桂六君子汤。心风火动兮，犀角散菖连导赤散；胃风肠风兮，葛根黄芩汤胃风汤。

心悸怔忡

惊悸悉心胸跳跃，悸来非自下上冲。忡由役虑劳精，致五火之内动；悸本邪干心主，为暴鼓而猝昏。是皆火盛而见，同由阴烁而形。水停心下，漉漉胁鸣，过汗亡阳，振振瞤惕。除传经热之悸，菖连导赤散犀角；疗怔忡之恙，六黄汤七福饮人参。悸由过汗者，参附汤建中汤生脉饮；悸由停饮者，夏姜五苓散陈平汤。下气奔逆怔忡，六味丸左归饮，或佐参连噙咽；饮聚痞坚鸣悸，夏苓汤枳术丸，或参小胃丹，芫花、甘遂、大黄、大戟、黄柏胰楞丸。瓦楞子、海石、红曲、酒曲、半夏曲、鸡内金、延胡、猪胰、蒸捣糯米浓汁丸。劳心脾而神志昏惶，酸枣仁汤归脾七福；竭精气而旋冲眩汗，补元八味养营。

《证治发微》云：悸即怔忡，如有物撞谓之忡，忽然跳跃谓之怔，此血虚也。健忘心中了了，口欲言而忽然中止，此平素失意，抑郁而涎饮渗于心窍也。

又云：治此症及健忘，养心滋肾，而兼开导其痰，然亦须补其脾，盖心肾不交，由脾之失养也。

动　　气 附：奔豚息积

脐旁振趯[①]为动气，凭上心下肾左肝右肺辨诸经。肾邪上逆号奔豚，以渐引为动气急奔为奔豚分两候。舌黑润而心下嘈杂如悬，乃肾气凌心之象；胁肋或腹中痛跃而连年动气上下攻注，是伏留息积之疴。呼动甚而吸动微，里虚惟补了饥动瘥而饱动甚，痞碍商除。桂苓可息奔豚，甘澜水必用；肾气丸能安冲逆，紫石英兼投。疗虚留之积伏，补或兼攻；间服腴楞攻积诸丸。留泄越之全虚，补补元、大造诸方参果畜调养。

凡有癥瘕痞积之候者，必兼动气之症。动而痛者多积气，不痛者属全虚。其有下午动，而动甚或泄气便溺则动痛皆减者，乃食气下留之候也。当从东垣法治之。

关　　格

阴阳俱盛，关格乃成。症喜动而恶静，经脉振振；情张惶而易嗔，心时惕惕。阳浮于上，故易嗔；阴孤于下，故善恐。上形头目眩旋，下见步艰泄厥。法尚引伸升降，剂惟调补滋培。久延上槁下枯，病成闭癃噎膈。至若脉

---

① 趯（tì）：跳跃也。

溢鱼际，非倍盛者非格，久则病发于上，首风、目疾、喘逆、吐衄、咽疮等症，或女子思男不遂。宜降阳而和阴；如其脉覆尺中，非倍盛者非关，久则病发于下，肠风、痔漏、泻痢、遗淋、鹤膝风疼、偏坠、脚气等症。宜升调而莫抑。溢由所愿之不伸，覆因恐欲之过极。若其关格暴邪，宜参仲师平脉篇，与《内经》异旨。

柴氏手抄云：是症多见于劳神竭欲之人，其症倏忽变更，如上所列种种。又宗筋忽为弛纵，饮食乍为增减，脉振心摇，莫可名状，迨延久槁消，转噎癃者有之，法惟培补，无别治也。凡洪大之脉，阴气必伤；坚强之脉，胃气必损；脉大四倍，已类真脏，若以脉实而枉泻之，立见危败。

交　　肠

肠为积瘀腐损，则糟粕入胞而出前阴；胞由秽浊碍壅，则津液溢肠而泄后孔。或因滞邪内变，或由伤产瘀留。初治之方，主导滞清阑而兼渗利；末治之法，当分利养正而护脬膀。疗脬损以补脬散，利肠滞以瓜子仁汤。进薏苡仁汤以清肠，分清饮酌配；投八珍汤而养正，矾蜡丸兼调。诸方并注《医级》产后条下。

交肠之症，前贤所论，但以清浊混乱为病，致阑门不治，尿屎易位而出。然胃之五窍，自咽门、贲门、幽门，而至阑门、魄门，其窍贯通，若膀胱但有下口而无上口，即使阑门不清，其糟粕从何窦得出溺孔，是非脬门破损，断不能由前阴而出也。至所用补脬散，治此颇验，理解难通，而顾名思义，可以默喻矣。余治交肠症四五人，皆妇病，多得于横生险产之后，则其内损脬肠，更不待言矣。按：此论交肠之故甚精，当与喻嘉言先生论姜宜人奇症一条参看，其义益备。

虫　症

虫类多端，症因叵①测。有痛宜推，必据环唇色诊；未形莫臆，确详虫病根因。或由滞腻肥甘过度，或因生冷湿热酿成，其类九而形状各殊，其发痛而止作无定。食蛔寸白，此虫常见。心脾之恙；截丝烂杏，此虫少见，大抵形状略似而蠢动者是。肝肾之瘨。肺如蚕而食系成痨，疳拟积而唇疮腹大。传尸虫分五色，状如带甲米蠹足长；血癥本属血胚，形似鳖龟身扁。始则减食瘠羸，继则腹筋吐绿。痛则欲按复推，或捶揉而暂止；发必因寒因热，或扛结而攻疼。暴病用安伏汤方，久病须扫除丸料。

茶叶糖盐共剂，常品偏建奇勋；蓖箕木梳散，各一具，洗净，截一半煅研为末，一半煎汤调服百部同汤，意治虫癥异效。治嚼虱成癥，下血不止。八味理中，温脾肾而燥湿治

---

① 叵（pǒ）：不可。

本；香连丸安胃饮，石斛、黄芩、木通、泽泻、山楂、麦芽。除湿火而清热求源。食癥之虫，必藉鸡肫皮、史君子；血癥之积，还须干漆桃仁。治虫要法，辨难易于三旬；下虫丹丸，夺饮食于隔宿。余详原集。

卷 四

女科要旨

调经上篇

惟女子以血为主，故治法首重调经。太冲脉盛月事以时下。本《内经》以无忒，阳明气旺则时行。血之盛衰，由于水谷，故阳明胃气，又为冲脉之本。倘心主血与肝藏血脾统血有损，均为血病之根萌。心脾为发病之源，《经》云：二阳之病发心脾，有不得隐曲，女子不月。大旨莫如理胃；心为胃之母，胃为脾之府。奇经八脉乃扼要之治，其次最重调肝。女子以肝为先天。乃若经先期色变，生育维艰，晨泄不爽，肤腠刺痛如钻，治郁芎归小茴生艾香附，肉桂茯苓山楂益母膏共为丸。又如经来后期，色或淡或紫，心痛呕涎，气冲不已，气坠少腹为泻。冲脉病也用二陈汤去甘草，铃金铃子桂枝、小茴黄连归尾。若脉涩脘闷减食，经迟而腹疼，越鞠丸逍遥散参拟。柴胡、白芍、黄芩、郁金、香附、茯苓、苏梗、神曲。又或经水几月不来，或一月两至，下焦肢体常冷属虚寒，暖肾益肝冲任脉损治。人参、河车、熟地、归身、白芍、川芎、香附、茯神、肉桂、蕲艾炭、小茴、紫石英、益母膏丸。肺虚久嗽晨汗，背寒、右卧咳甚、经迟、肺虚数。建中汤加黄芪；郁损肝脾，逍遥散减白术。又归脾汤。至如病属奇经，经迟瘕泄，少腹干涸而疼，下焦麻痺上冲心呕逆，心辣腹鸣，脾不磨食，能食不运。参苓艾叶、香附补骨脂、当归苁蓉，肉桂鹿角霜、小茴紫石英膏用益母。抑或产后不复虚羸，积年不育，月信来迟，先期痛作，周身脉络牵掣而不和，痠楚偏深于筋骨，此由肝血阴虚，勿投破气刚药，生地河车枸杞沙蒺藜杜仲、山楂白薇、益母还宜入黄柏。又有外寒阳微内热阴弱，暮剧晨安，膂脊痛无汗，经事愆期月候常愆，肝肾至阴伤损，牡蛎、阿胶生地生白芍麦冬甘草。室女郁怒伤肝，经来先后不一必先腹痛极，足冷入秋下焦常冷腹鸣，忽泻忽结，饮食大减。延胡索、当归牛膝川楝及山楂青皮，小茴香附山稜蓬术和肉桂泽兰。葱白汁丸。阴阳乖违兮经水紫黑，来时脉络收引而痛心嘈杂，下焦骨冷上部火升，阳宜通兮阴宜摄。鲍鱼、生地、苁蓉、天冬、当归、柏子仁、山楂、牛膝、茯苓、红枣、蕲①艾汤法丸。

调 经 下 篇

若夫经停腹满、太阳当开；四苓散、牡蛎、厚朴、椒目、大腹皮之属。气滞血凝，经闭腹膨。积瘀宜导。又如心下有

① 蕲：原本作“岐”，今改。

形，不饥气滞血结隧道不行，经闭便坚，通络为要，延胡索苏梗、半夏香附桃仁灵脂，姜汁木香汁有效。甚者跗肿腹膨，咯血紫黑便闭，冲气攻左胁而痛聚瘕，日久血蛊已谛。或导湿以泄肝，桂枝、茯苓、泽泻、牡蛎、金铃子、延胡索或通瘀而行气，桃仁、大黄、肉桂、延胡、灵脂、乌药、青皮、郁金、木香之属。大针沙丸治此疾之沉疴，聚瘕跗肿腹大症。小温中丸疗是症之泻后变痢。自跗肿腹膨至此，合四案。脏燥则食辛病甚，经阻，少腹痛胀，便坚，心中热痛。甘缓姑投；甘麦大枣汤。阴涸则腑阳日痺，经阻、寒热、浮肿腹膨，小水日少，心腹夜热。回生丹试饵。干血劳莫除热嗽，食减便溏，最忌寒凉。建中汤与复脉汤参投；倒经症治主和调，甘缓共辛凉互济。降香、郁金、钩藤、丹皮、苏子、山楂、山栀，又人参、鸡黄、阿胶、生地、天冬、白芍、牛膝、琥珀。右仿《指南案》论。且夫经水不行。分因各断，脾虚则生化日艰，痰多则血海先占。久郁兮必肝燥而阴亏。胃热兮斯津枯而血熯①，况复心肾交伤，致疾自应过半。《治法汇》。尺脉洪滑兮，子宫有热；血海不固，大补丸加山茱、龙骨，服之而孕。汪石山案。色如黑豆汁兮，络中风热相干。四物加芩连、荆芥、蔓荆子、数服色转。原注：亦有属下焦寒湿者，症脉当细辨。吴茭山②案。不月风消，五孕不育，肌削身热，上下见血，痛无常处，作止不定，脉二手举按皆数。三黄汤加山栀、丹皮、生地、白芍泻

① 熯（hàn 汉）：同“暵”，干燥。

② 吴茭山：明医家，名球，著有《诸证辨疑》《用药玄机》等。

三焦之积火；再用知柏八味丸加河车而孕。陆养愚案。经行先作泻，二三日，脉左关尺弦细，右关小驶而滑，此肝血虚寒而脾胃伏火也。连理汤法平寒热之相参。夕与加减八味丸加紫石英，而数年之疾顿愈。孙东宿案。若果虚寒既审，经阻半年，中满嗳酸，虚火上升，少腹酸痛。八味丸温补须谙。佐服异功散，二月而愈。张飞畴案。又若经行交合，致疾有三，伏粱小腹结满，水溺频涩经漏，血络受伤，俗名血沙淋。癫疾何堪。郁冒一日二十余发如厥气。因先病而后经愆不调，去病而经自准；因先经不调而后致病，调经而病斯安。《女科经纶》。①

附：《医级》摘要

血溢经而留骨，则为骨蒸；仆损血而留经，则为肿痛。阴中热而激寒，必成带浊；值经期而啖冷，终观瘕癥。

孀尼室女，莫施助火之方；渔妇村姬，宜酌劳伤之剂。

附：妊娠脉论

《经》云：阴搏阳别，谓之有子。又曰：三部脉浮沉正等，按之不绝者，妊子也。又曰：妇人足少阴脉动甚者，妊子也。

尧封沈氏讳又彭注曰：胎在腹中，则气血护胎，

---

① 《女科经纶》：为清医学家萧壎著。萧氏字赓六，号慎斋，浙江嘉兴人。

自然盛于腹中。尺里以候腹中，尺独搏击，与寸迥别，理固然也。推之左搏为男，右搏为女，理亦无二。而丹溪独云，以医人之左右手而言，则又是妊妇之左搏为女，右搏为男矣。想亦试验而云然，未敢妄以为非。

又曰：人禀不同，脉亦各异，妊娠有见动脉者，有不见动脉者，有见搏击者，有不见搏击者。总之，尺脉坚实，与寸脉迥别为据耳。更有尺寸同等，而亦怀娠者，当于浮沉求之，其按之不绝者，肾实也。

动者，大如豆粒，厥厥动摇也。王太仆[①]作手少阴脉，在掌后锐骨下陷中，直对小指，谅必有所据。全元起[②]作足少阴脉，于尺内求之，尺里以候腹中，尤为近理。

讱庵汪氏曰：此当指欲娩身时而言。手少阴，言手足之少阴，乃肾脉，非心脉也。

《冯氏锦囊》[③] 曰：体弱之妇，尺内按之不绝，便是有子，六脉不病，亦为有子，所以然者，

① 王太仆：唐代著名医学家。名王冰，自号启玄子，曾官至太仆令，故人称“王太仆”。

② 全元起：南北朝齐梁医家，曾注《黄帝素问》八卷。

③ 《冯氏锦囊》；为明清间医学家冯兆张撰。冯氏字楚瞻，浙江海盐人。其书包括《女科精要》《杂证大小合参》等八种。

体弱而脉难显也。又曰：《脉诀》[①] 云，滑疾不散胎三月，但疾不散五月母，至六月后则疾速亦无矣，八九十月血气流通，其脉和平而如无妊矣。然有始终洪数不变者，其气血甚盛，不可一例拘也。

淋　　带

带下病由奇脉，虚痰湿热当详。赤者属热，兼虚兼火；白者属湿，兼虚兼痰。景岳分因有六，一心旌淫；一欲事过度；一人事不畅；一湿热下流；一元气虚；一脾肾气虚下陷。并堪随症裁方。详景岳《妇人规》。则有风阳乘土，脉数色苍，阴不足。地生地芍白芍牡蛎、阿胶樗根皮、黄柏杜仲，天冬、白薇莲子续断共成汤。合二方。久则液涸风动，八脉俱戕，腹膨浮肿，寒热为殃，咸缓和阴姑暂用，阿胶苁蓉牡蛎郁李仁柏子仁霜。又或五液走泄，阳冒热蒸，舌光赤头胀，身热带下如注。摄剂相应，山萸熟地桑螵蛸莲子芡实茯神，勿参动药斯灵。若参鹿霜、沙蒺，仍是升举动阳，则无效矣。甚者

---

① 《脉诀》：书名《脉诀》的好几种：一、宋·崔嘉彦撰，又名《崔氏脉诀》《崔真人脉诀》《紫虚脉诀》等（此书为四言歌诀）；二、《王叔和脉诀》的简称（此书一般认为是六朝·高阳生托名王叔和之作）；三、南宋·刘开撰，又名《刘三点脉诀》《复真刘三点先生脉诀》；四、清代刘璞、叶盛、董西园、朱铭石、陈璞等分别曾撰《脉诀》，但流传不广。本书所引，可能是《王叔和脉诀》。

崩带淋漓，阴从下走，晕厥汗泄，阳自上升，目中妄见，当镇阳神，五味阿胶龙骨、牡蛎，莲子芡实、人参茯苓。又或腰背膂脊，牵掣似坠，热自左升，奇脉伤所致，震灵丹收固效灵，煎丸方大旨仿是。煎方：人参、鹿角霜、沙蒺藜、桑螵蛸、枸杞、茯神。丸方：人参、麋茸、菟丝、补骨脂、紫石英、禹余粮、茯苓、小茴、远志。抑或产劳阴损，渐及奇经，漏淋成带尿数，骨骱尽痛神呆惊恐，杞子菟丝、茯苓破故纸，麝霜杜仲、沙蒺藜归身。更有脏阴既损，腑阳亦伤，少腹拘急胀痛，大便艰涩，食物少纳不降。参归杞茯，河车麋茸交襄。右仿《指南医案》。是症也，补肾治饮，立斋有案，气虚多痰，胸满喘眩，头晕吐痰。患带下二十余年，诸药不应，此气虚有痰也，饮愈而带始愈，用六味地黄丸不月而验。《妇人良方》。又有积病惊忧，带下如注，口舌皆疮，或至封喉何惧，昏愦四旬，服药寒热皆拒，谁知病属亡阳，重剂盐煮大附子九钱，佐以姜桂芎归，冰冷服之，得熟卧乃始识人，继以女金丹。徐调得愈。《女科准绳》①。然而湿热流痰，肥人多有，升柴二术与二陈汤，炒柏解郁热炮姜茴香，带下小腹痛是郁结，须此辛散亦不苟。《治法汇》。

崩　　漏

崩如山冢卒崩，忽然横决；漏似漏卮难塞，绝少关

---

① 《女科准绳》：明·王肯堂《六科证治准绳》之一，见前《伤寒准绳》注。

防。冲任不能摄血肝不藏血脾不统血分责，元气大虚不能收敛其血瘀血气阻，新血不能温经热在下焦，迫血妄行交详。大抵暴崩可以温补，久崩却利清通。以血去阴耗故也。爰有禹余粮赤石脂，樗根皮牡蛎、桑螵蛸龙骨，皆为涩剂，去脱有功。乃如奇络空虚，兼挟瘀滞，崩漏三年，紫黑成块，几月一下。是为久崩宜清，青蒿根泽兰樗根皮芩黄芩、黄柏细生地，旋补玉堂，斑龙丸继。又有崩漏两年，午后必至，阳明久虚，冲任脉不固摄，有开无合。徒涩何济，广莲菟丝茜草鲍鱼海螵蛸，乌贼鱼骨丸相辅治。髓虚崩淋不止筋掣痛不能行，苁蓉杞子、紫石英、青盐羊内肾；又柏仁、茯神、石斛。干瘦畏寒久漏不止，人参归身艾炭鹿霜桂心、紫石英炮姜。液伤络热病风消，五十崩漏，夜热肢冷，气短食减，腰足跗痠耎无力，所谓络热则痿也。牡蛎、小麦人参黄芪和苦参茯神；心痛如饥吐涎值经来甚多，因惊动肝为肝厥，黄连阿胶川楝子、牡蛎协川芎当归。阳动而不眠汗泄，法补阴丸于丹溪；暴崩欲脱而腻浊难投，便溏吐药遵理中汤于仲景。更有久漏神衰色脉俱夺，脊膂腰髀痠甚，跗肿面浮，便坚纳谷日损，日饵补阳无功，奇经之旨谁省。柏子仁鹿角霜牡蛎琐阳、阿胶龟甲心，另入人参煎饮；或参女贞子旱莲草天门冬龙骨，或佐两螵蛸等。桑螵蛸入煎方，又佐服乌贼骨丸。右并约《指南案》论。然而饱食伤脾，饭后恼怒，崩甚而晕，乃胃气不行，不能运化，非血药所宜也。悟消补兼施之妙；白术五钱，陈皮、麦芽各二钱，二服而愈。王汝言①案。怒瞋致病，怒则伤肝，肝火郁结故崩。知气血两治之灵。香附、乌药、苏梗、神曲、白术、归、芎、甘、芷，二剂而愈。《易氏医案》。血崩先服五灵脂末一钱，半生半炒。乃丹溪之心法；若遽止血，恐积瘀不去。气陷而投风药，柴、防、羌、独、升、苍、藁、蔓、归、芪、甘草。本东垣之调经。升阳除湿汤治胃气下陷，暴崩不止。附子理中汤，当和童便；戴氏。奇效四物汤，加胶、艾、黄芩。妙在黄芩。血热先多后少肾虚先少后多，但别后先多少；《慎斋遗书》。腹疼色恶，勿疑定属瘀停。详《女科准绳》。崩甚用红兰花，乩②方曾效；固经丸参失笑散加地榆，胎发灰，客座尝闻。陈花隐③治一老妇，六旬外患血崩，素禀阳体，服补涩不效，以此方获愈。并附《纪闻》。

《医级》云：初崩脉滑多火宜清，脉细多寒宜补。久淋崩漏，脉小缓为宜。若崩后脉大者，便是假实。至于阴阳偏虚既久，变生夜热咳嗽，症已枯闭，而反见滑数豁大之脉，皆不可凭脉而用清寒之剂。

胎 前 诸 证

胎前治法大旨，凉血顺气为宜。恶阻先调脾胃，食

---

① 王汝言：明医学家，名纶，号节斋，浙江慈溪人。撰有《明医杂著》、《本草集要》等。

② 乩（jī）：迷信者用作占卜的器具。扶乩是一种迷信活动。

③ 陈花隐：未详待考。

痰火郁分治。大半夏汤、橘皮竹茹①汤加减。肝气上冲而胀闷恶心，左脉弦急。抑青丸妙；一味黄连为丸，茯苓汤下二十四粒。左脉弱而诸药不止，归原散奇。六君子加芎、归、芍、桔、枳壳、丁香。腹痛多因，当归熟地特其一法；治胎痛。胎漏宜补，佛手散加黄芩、白术、阿胶。去血多，八珍汤。营经风热须知。本巢氏。理气化痰，子痫可愈；清心泻火，子烦堪医。竹叶汤。虚者宜补心。子悬常用紫苏饮，而间投桂附；赵养葵治此症，他药不效，忽悟曰：此下元冷，胞中无火以养胎，故上凑就温耳，以大剂八味饮而安。子肿虚宜参术，疏散并用。而实利五皮饮。右并《治法汇》。钩藤饮钩藤、当归、茯神、人参、桔梗、桑寄生，治子痫用此方治妊娠瘛疭之良方，加柴、栀、芩、术。鲤鱼汤入归、芍、苓、术、姜、橘疗胎水之妙药。《妇人良方》。腹疼下血，银苧酒属奇兵；正方用子芩、芎、归。跌仆伤胎，不动而痛。佛手散为稳着音勺。至于淋沥有血热，有气虚转胞，气虚陷所致，宜补中益气汤。堕胎喘逆，厥因孔多，莫拘一律。《治法汇》。尿血由热入膀胱，溺则下，不溺则不下易混于漏胎，无时频出。外感勿胶乎常格。凡治妊娠外感，如中风、伤寒、湿暑、疫疠、疟、痢等症，并宜照顾胎元。《女科经纶》。化痰降气，平胎逆冲心昏晕缘忧患所生；紫苏饮加减，入沉香汁、牛黄。陆祖愚案。温胆汤加黄连，姜汁益元散。治子悬胀满呕逆因骤惊而发。惊则伤胆，故治在少阳。孙

① 茹：原本作“如”，今改。

东宿案。催生则佛手散合大剂参芪，冬月加桂。此鼓峰法。难产则冬葵车前益母滑石。须以参、芪、芎、归等药为君。灵仙能开交骨，重用，入佛手散。创而偏神；抱龙丸十五丸亦下胎衣，奇而有法。并金少游案。

附：《医级》摘要

脉小弱而渴不食，二月而见者妊娠，《金匮》云：妇得平脉，阴脉小弱，渴不能食，无寒热，为妊娠，二月后当有此症。时思酸而眩复呕，三剂不平者停俟。强冲谓冲任脉强初孕，月事如常至三月而始见闭经；以养胎。体弱妊娠，常停经怀孕而久淹不产。孕初即肿，水过多而伤胎，必资大豆黄卷丸；（黄卷丸，止一味，水法丸。）临月浮肿，胎水多而易产，更藉决津煎。

董氏《医级》云：有夙患癥瘕者，初受胎妊，辄攻痛胀闷，或不食呕吐，与恶阻病混一不分，此时安胎攻结，两有所碍，当斟酌并行不悖之法。

产后诸症

新产妇人有三病，《金匮》班班，一痉，为筋病；二郁冒，为神病；三大便难，为液病。亡血伤津所致，举一可以反三。恶露乘虚上攻，热童便能清昏晕；神迷烦乱，由血下多而晕。芎归汤加入人参泽兰。亦佐童便。丹溪云：产后当以大补气血为主之言，岂宜偏执；景岳列辨之论，详原集。所贵徐参。败血上冲有三，如果冲心多死，用花蕊石散，或琥珀黑龙丹，如虽闷乱，不至颠狂者，失笑散加郁金。冲胃则五死五生，五积散，或平胃加姜、桂；不应，送来复丹。冲肺则十全一二。人参、苏木，甚则加芒硝。右恶露上攻，及败血上冲二条，本张氏潞玉。有如发热淋汗，阴虚阳窜，气自涌泉小腹中下冲肠臆，神迷昏谵，甘缓救逆先投，龙骨、牡蛎、桂枝、小麦、甘草、南枣。固补宁神继赞。人参、龙齿、枣仁、茯神、枸杞、建莲、紫石英。及乎阳飞欲脱，寒战微热，巅痛头晕，神昏妄见，短气呵欠。参附桂枝、炮姜又茯苓，炙草同贯。右共一症。下虚厥气上攻，少腹冲及心下痛抵脘中，胀满不呕。柔阳可安冲任，枸杞柏子仁、小茴茯神归身苁蓉。又紫石英、河车、茯苓、桂圆。若其头痛汗出，烦渴阳浮，勿疑外感，郁冒堪忧，牡蛎生地阿胶为主，炒山楂茺蔚子兼投。更如浊阴上逆，恶心不食，冷汗躁烦，最防暴脱，姜附泽泻人参，童便还宜冲入。或汗出泻利而神衰，寒热胸痞腹痛。参附人尿冲猪胆汁。或其骤加惊恐，阳冒为厥，左肢麻木，耳窍失殈①。镇阳填阴，治堪意悉。熟地、龟甲、天冬、萸肉、五味，磁石、茯神、建莲。又有胞损尿淋，筋脉牵掣，柏子仁茯苓桑螵蛸，山萸沙蒺藜。若夫下虚气散，误服克伐腹大且满，按之则痛。肾气丸去附子炒炭为汤，琥珀调冲莫缓。如其形寒脉濡，面黄腹满。冲任必须温暖。鹿角霜、补骨脂、紫石英、茯苓、桂心、小茴香。又或腹胀夜甚，怯冷便溏，

① 殈（xù）：卵裂也。失殈，指失灵之意。

附子理中汤为合，茯苓枳实兼襄。阴虚阳冒而成痫，厥逆痰潮，神志溃散。琥珀散治兼镇补；人参、白芍、铁落、辰砂、磁石、远志、菖蒲、牛黄、琥珀。新产神迷如寐而涎涌，频吐青绿水沫。附子梗米汤参合人参煨姜。若夫蓐损治法，彷佛虚劳，充养宜资血肉，河车、羊内肾、阿胶、淡菜之属。奇经尤必兼调。右约《指南案》论。又闻用硝黄而积瘀不化，腹痛胀硬，常热，不食，唇焦舌裂，目赤，脉结涩而无根。大剂温补始收功。人参三钱，黄芪、白术各一两，当归五钱，附子、炮姜各二钱，肉桂钱半，炙草一钱，服后下瘀甚多，二剂而安。胡念庵案。服姜椒而表里加寒，因口吐清水，食姜椒煮鸡一月，口冷肢厥，腹冷难堪，有时战栗，脉伏匿尺后，实数有力，唇焦颊赤，大便五六日一次，此实热症也。叠用清凉偏奏效。三黄、四苓、凉膈等，及元明粉之属，治之而愈。易思兰案。黑龙丹善治瘀痛，头心目睛更互作痛，备极苦楚，十日不已，服此丹二服，下蝗虫子数升而愈。产后诸症皆良；产难胞衣不下并治。愈风散荆芥为末，豆淋酒或童便调服三钱，又名举卿古拜散专主蓐风，产后中风。痉厥昏迷并妙。诸书并称其妙，《本事方》加当归等分，水煎服。《女科准绳》。癫狂为血虚神不守舍，应补者最多；薛氏云尔。《大全》① 谓因惊而败血攻心，缪氏谓肝虚火炎，见后。痉搐由血去阴伤，宜表者绝少。如果挟风邪，脉浮弦有力者，方可用荆防、二活之属。同上。气脱口开而目闭，面白、手冷、六脉细微，谓新产勿与血晕同治；速服独参汤，下咽即活。《景岳全书》。腹

---

① 《大全》：即宋·陈自明所著之《妇人大全良方》。

痛脉伏而肢寒，产妇朝数内，饮食如常，忽然得此。应虑食瘀相裹。此恶露不尽，伤食裹血而脉不起也，不可误补。王节斋。发狂见鬼，或持刀杀人。由虚火之上炎；用泽兰、归、地、枣、茯、远志、牛膝、童便而安。缪仲淳。宁志清魂，加童溲而弥妥。或有产后受惊，眩晕心悸，开眼则遍体麻木，神魂如寄。又或心中澹澹大动神魂飞越，闻声响则热炽，头面烘热微汗。左寸脉厥厥动摇，时嗽青黑绿痰少气，此皆痰饮乘虚，流入心胞络所致，紫雪丹治前症，兼清痰理火之剂来复丹治后症，兼服异功散，加童便、煅焠蛤粉分投，同用独参汤送饵。痰在膈膜之上，非此二药及人参，不能开涤。张石顽案。去血过多而腹痛，八珍汤原文四君子加入炮姜；《治法汇》。恶露不止类崩中，气陷或由血沸。详薛氏医案。要之产后症因无常，虚实均难凿指。禀羸挟滞，用补剂而恶露反行；此类甚多。体实兼邪，稍顾忌则失机误事。喻氏《寓意草》治孕妇伤寒当下症案，可鉴。所当变化于一心，岂可徒胶乎故纸。

附：《医级》摘要

脉微细而口开肢冷，气脱之形，此新产骤脱。惟参附汤十全大补汤冀挽；形脉实而腹胀气冲头旋腹痛，血晕之状，急烧锤饮醋炭熏法图康。如果壅逆结疼，宜决津煎红桃四物汤失笑散；倘本阴虚火越，惟参归地溲童便甘姜。喘生产后即危疴，无论虚实。疟发产家多伪候。阴阳两虚，故寒热如疟，未可便从疟治。行气血而痛不已，脉洪数者痈疡，呕菀①血因于大怒而生热寒，脉空大者虚候。宜先清后补。儿枕痛属胞宫，虽拒按而当分瘀肿，恶露不行，痛固拒按，然有因产伤胞宫者，胞伤肿痛，亦必拒按。实必行瘀，伤宜安脏。中虚痛来呕厥，或熨灸而耳进温中。猪腰黄雌鸡，为产病之良方；羊肉当归，乃蓐劳之上剂。补中大造，六味茸参，养营七福，皆蓐损之汤丸；乌鸡丸白凤膏，全鳖丸，右三方并详原集《女科类方》② 班龙丸，补阴苁蓉，疗奇经之药饵。腹满痛而温导不瘥，肠痈内结；胞肠伤而二便易位，有论详杂症。交肠症生。桃仁汤：桃仁、丹皮、冬瓜仁、犀角、大黄、芒硝瓜子仁汤，冬瓜子、败酱草、银花、甘草、蜀葵根、钩藤、蒂丁、归尾、滑石，或加大黄。薏苡仁汤：苡仁、瓜蒌皮、桃仁、丹皮排脓散，生地、当归、白芷、防风、银花、连翘、姜仁、山甲、草节。为疗肠痈妙剂；猪胞煎汤煎药补脬散，生黄丝绢，或黄蚕茧亦可，白牡丹根皮，白芨。八珍汤矾蜡丸，乃补交肠圣方。

癥　瘕

癥属食瘀凝阻，有形可徵而一定不移；瘕为脏气结聚假物成形，无质而推之可动。二症病在肝脾，胃与奇经

---

① 菀：原苑字，形误。据改。

② 《女科类方》：未详待考。

亦董。乃若瘕结左而肢节寒冷，治奇脉以辛香；鹿角霜、桂枝、当归、小茴、香附、茯苓、葱白。气聚右胁而攻痛作胀应时而发，通营络以温热。当归、小茴、肉桂、葱管。营虚气滞，瘕痛，小腹满胀。参归吴萸肉桂茯苓、小茴葱管；络病久痛痰凝，川楝子牡蛎延胡索、瓜蒌皮香附汁。其或瘕聚高突有形，络虚则胀气阻则痛，痛在脘中心下，或垂岕①腰少腹下部，辛香入络为君，苦温通降是辅。延胡索、川楝子、香附、郁金、茯苓、降香汁、茺蔚子、山楂、乌药。及夫痛升于右胀及中脘呕涎经阻，病由烦怒，金铃散合二陈汤去甘草，姜汁、厚朴橘叶蓬术交助。更或瘕横脐下，气塞至心胸及咽喉，痛攻背部，经阻三月口甜，食后痞肝胆相火内灼，冲脉之血欲干，栀子仁、胡黄连鸡肫皮、山楂芦荟，回生丹协化服半丸可安。复有经阻半年腹膨，痛不拒按，下气还攻于络。形若癥瘕，色脉皆虚。通经却惮，炒枯肾气为汤，色脉病情互断。尔其消导寒凉，误药伤胃冲脉上冲，升巅则昏厥攻胸则痞犯胃为呕，小腹结癥，动气兼有，当归茯苓小茴杜仲鹿角霜苁蓉、紫石英，宣畅奇经方不苟。恼怒病发，肝郁气阻。青皮、川楝子辈小茴、牡蛎、桂枝、白芍纯治厥阴；湿热少腹聚瘕，能食，便不爽，腹微胀小温中丸兼调胀利。另一案。以浊攻浊，大便不爽，疝瘕疴痛。品剂略似男子疝方；韭白根、两头尖、橘核、小茴、金铃子。忌涩忌呆，本案论云：治

---

① 岕（jiè）：两山之间名“岕”。此处指病痛在腰与少腹之间。

此症，用攻法宜缓宜曲，用补法忌涩忌呆。治法须知趋避。右并约《指南案》论。若夫葱白丸乌鸡煎丸，治癥瘕并推奇效；《女科准绳》。巴豆仁一两伴香附，一斤醋制同炒，至巴豆色黑，去巴豆，醋打面糊丸桐子大，米饮下五十丸，日三服，另服对病煎剂。消积块当属佳方。陆养愚案。《内经》有石瘕之名，本言生于胞中。或下横于子户；有物如石，痛甚，亦名石瘕，先经断，少腹痛，用四物加桃仁、山稜、槟榔、延胡、附子、泽泻、血竭、大黄而愈。《名医类案》。士材治女子之疝，腹痛肠鸣，身伛偻而气喘呼，脉弦而细，此女子之疝也。亦不外乎辛香。青木香、广木香、川楝子、木通、茴香、肉桂、当归、甘草，四剂而愈。李氏医案。

附：《医级》摘要

五积皆息伏脏邪，类乎癥而其因各异，痃癖乃窠囊饮气，多相类而非血为殃。形横结痛，入络之邪；莫按脊疼，膂筋之病。深藏背膂，按亦无迹。石瘕乃胞宫之积，虽类癥而症从臌论；肠覃为肠募之患，亦肖癥而病属胀推。石瘕、肠覃，皆胀病也，俱在少腹，此当下之候，与癥病不同，不可不辨。最怪挟癥胎气，法酌兼调；宜推素禀脉形，治详喜恶。谓参之起居饮食，性情爱憎之间。延久根深，难拘成法，倘值形羸积痼，法惟辅正安邪。盖壮者气行则已，是用补疗癥，正所以壮气；而结者非行不散，则温行补剂，即藉以宣通。倘进补而胀痛转增，另酌攻消丸散间进；俾正强而脾胃日旺，常调七补三攻。

又云：挟瘕既久，经隧之气道，为瘕气往来游行，每留着于溪谷之空隙，虽疏气宣通而不能尽除，则余气流连，外有所感，内有所犯，则复聚而为患，所以男疝女瘕，恒作终身之患，而不能已也。

热入血室

热入血室之证，勿执小柴胡一方。今人一遇是症，不辨热入之轻重，血室之盈亏，遽与小柴胡汤，贻害必多。热甚血瘀，合与桃仁承气汤；及山甲、归尾之属。舍血室空热陷，当需犀角地黄汤。加丹参、木通之属。桂枝红花汤治血结胸，参入海蛤桃仁亦佳品；清气化结煎剂定昏狂，调入牛黄膏作引。有如血室伏邪，液伤发痉，温邪初发，经水即至，耳聋咳呕，舌白烦渴，清肺不应。玉女煎气血双清，仍有救阴之能。复脉汤去姜、桂甘凉续进。又或经至三朝，旋生热病，神气忽清忽乱脉右长左沉，心烦热甚，舌痿、饮冷、病与十七日。桃仁、泽兰丹皮、细生地酒制大黄人中白，蓄血如狂例论。若其表邪未尽表症仍兼，自参和解为正。合小柴胡汤。右仿《指南案》论。假令下且不休，诸法皆应审谛。东庄云：热入血室者，乃经水方至，遇热适断不行方是。若下且不止者，不得一例混淆。况乎经行适断，血室未闭，其血必结。苟非实热烦蒸，凉剂岂宜妄试。一妇病此，误服黄连，少腹结块而殒。

《女科辑要》。①

幼科要略

附：节录心诚赋出《活幼指南》

欲保赤子，全仗心诚，未观气色，先分部位。左颊属肝，右颊属肺，天庭属心，承浆属肾，鼻属脾。青黑定主惊寒，红白多为虚热，土色黄现，疳热症多。如煤兮中恶之因，似橘兮脾虚之验。白乃疳劳，紫为热极。青遮口角，扁鹊难医；黑掩太阳，卢医莫治。年寿②赤光兮，多生脓血；山根③青色兮，频见灾危。泻痢而戴阳者须防，咳嗽而拖蓝④者可畏。火光焰焰，外感风寒；白气浮浮，中藏癖积。乍黄乍白兮，疳热连绵；又赤又青兮，风邪紧急。鸦声鱼口，枉费精神；肉折皮干，空劳心力。气乏则脾冷，肾虚则滞颐。手如数物兮，肝风相生；面若涂朱兮，心火已炽。弄舌脾热，解颅肾惫。重舌木舌兮，虚热积于心脾；哽气喘气兮，实火浮于肝

---

① 《女科辑要》：清·周纪常，绍兴人，纂编《女科辑要》。

② 年寿：指鼻准以上，山根以下部位。

③ 山根：指鼻梁部位。

④ 拖蓝：指面部带有蓝颜色。

肺。龈宣息露，必是牙疳；哺露丁奚，[1] 多缘食积。夜啼分为四症，一惊热；二心热；三寒疝；四误触神祇[2]。变蒸周于一岁。三百二十日小蒸毕，又二百五十六日大蒸毕，乃成人。心热欲言而不能，脾虚无时而好睡。病后舌喑者肾怯，咳嗽失音者肺痿。口频撮而虚寒，舌长伸而火炽。龟胸兮肝火乘于肺膈，鳖背兮肾风入于骨髓。鼻干黑燥，火盛金衰；肚大青筋，木强土溃。不能吮乳者，热在心脾；常欲俯卧者，火蒸脾胃。恶见灯火者，原文作喜视，必系误字，今正之。烦热在心；爱食泥土者，疳热在脾，脐风忌于一腊[3]，火丹畏于一周。惊自热生，痫因痰致。闭目兮无魂，狂叫兮多祟。

幼科总赋上篇

小儿体属纯阳，所患每多热病，时俗套药须惩，详原集。随症施方乃顺。春温忌散，黄芩汤凉膈散皆宜；热伏于阴，苦味坚阴，乃正治也。夏暑当清，辛凉甘寒独胜。昔人以白虎汤为主方，或宗河间法。秋燥治肺为急，宜甘润而勿用苦寒；苦则助燥。冬寒温散堪投，伤寒表邪，轻则紫苏、防风一二味，身痛用羌活，然不过一剂；如伤风，用前、杏、枳、桔之

---

① 丁奚：小儿疳疾，骨瘦如柴，形似“丁”状，病名出《诸病源候论》。

② 神祇：迷信指邪神。

③ 一腊：三个月内。

属。挟温邪即冬温症则治从里症。稍兼清散，忌用辛温。若夫葱豉一汤，为四季通用要方可任。风温首先犯肺，若失治必逆传入于心胞络。降肺开痹，凉润轻清最妙。忌用荆、防、柴、葛，及消导苦寒。安神宣窍，牛黄丸或至宝丹须调。肺热咳嗽烦蒸，热甚勿投柴葛；暑热肢冷，热深厥亦深可用石膏。急惊属阳，古称阳痫。治先凉膈散；肝胆火炽，病必迅速。丸化牛黄。呕吐延慢惊，用南星白附子六君子汤之属；火热劫烁津液，谓急惊症。宜犀角地黄之汤。疳有五脏之分，病起果腥杂进，初用清热和中分利，次则疏补助运，继病乳子母更有娠，下利寒热，亦名魃①病治亦无功，母产而子自靖。吐泻由脾胃之伤，惊搐每相因而变，热闭神昏则至宝当求，寒闭则来复丹是选。疟病幼稚气怯神弱，初起热深厥逆，切勿认作惊痫，略仿大方治法，寒胜，正气、二陈加减；热胜，六一散、桂枝白虎汤。柴胡干葛等味须捐。柴胡动肝阴，葛根竭胃汁，致变屡矣。痢关脏病，误治必凶，初起体坚症实，行血导气有功；日久肢寒脉细，归身陈皮、肉桂白芍合理中汤。禁口兮多宜清热，用丹溪法。休息痢兮专治中宫。用东垣法。胃强善食者，苦寒清热。痧为阳腑经邪，初起必从表治。冬时无汗，壮热喘急用麻黄杏仁，如华盖散三拗汤；夏月无汗解肌，前胡葛根薄荷牛蒡防风桔梗枳壳。香薷、木通之属。春温夏暑，秋燥冬寒，因时

---

① 魃（jì）：魃病，旧时迷信说法，认为因神邪引起之病。

调剂，危可使安。无汗忌用石膏，下利不宜止泻。痧宜通泄，泄泻为顺，下痢五色者亦无妨。辛凉上焦辛苦中焦与咸寒下焦，并按三焦毋苟且。疹喜清凉，然毋过剂。若其误治致危，常有气弱体虚，表散寒凉非法，酿成损怯①。救败更须审谛，阴伤为多自合养阴，必扶持胃汁。气弱者亦有之急当益气。痰鸣气促唇紫掀肿，痧退后，不出声，涕泪皆无。此以下摘治痧案四条。由毒火之未经清解；上窍渐闭，芩、连、杏、桔、翘、银、元参、甘草。浮肿腹疼寒热、喘胀，缘经府湿热之留着。膏、杏、翘、苡、防己、通草、大豆黄卷。温邪炽而吐蛔烦渴，汗出气喘，目赤鼻煤。升提荆、防、蝉退之属岂是良方；凉膈去硝、黄，加石膏、牛蒡、赤芍。热毒内陷而上熏肺为喘下攻肠则利交频，火淫于内，治以苦寒应推圣药。芩、连、银、翘、滑石、丹皮、地骨皮、甘草。治痧案止此。轻淡②清散，痧痏可瘳；补涩升提，痧痢当削。以热毒未尽也。轻者分利宣通，重者苦寒解毒为治。痉厥何因，多由邪伏。此下摘治痢痉厥案三条。躁乱如狂热渴，鼻煤、舌绛。温邪伤及肝阴；阿胶、生地、天冬、石斛、鸡子黄、元参心。舌缩吐涎，面青、神呆、四肢皆震。阴风入于脾络。人参、生术、蜈蚣、全蝎、南星、白附子。清营宣络，犀、菖、翘、栀、元参、远志、胆星、竹叶。止痢厥之良图；滋液熄风，与大人兮同法。痏积腹疼，每多虫

---

① 怯：原本误作“法”，今从文义改。

② 淡：原本误作“痰”，今从文义改。

蜃，相缓急以裁方，大要先清湿热。若虫势骤急者，当用黑丑、槟榔、大黄、胡粉、山稜、莪术之类，虫去则调其脾胃；缓者，用黄连、胡连、芦荟、苦楝、乌梅、川椒、雷丸①、芜荑、使君、榧肉之类。脾弱者，兼运其脾；胃滞者，兼消其滞。右并仿叶氏《幼科节要》并医案论。

董氏《医级》末卷无问录，载痿男一条，其症自幼头大脚细，或但头大，乃阴虚阳升之候，至十余岁后，尚痿弱如婴儿，曾见有三四童子皆如此，虽叶天士先生亦不能治，其后并殇。

幼科总赋②下篇

凡治小儿，先详母气；如母有火者，子必有火病之类，或虚或寒仿此。察脉投方，每宜母子同饵。溺白多由湿热，气虚下陷亦然；吐乳半属虚寒，实热者少，总由胃弱所致。若乳母有疾者亦当兼治。景岳疗吐泻，纯用参姜；凡用参汤之十，加椒姜汤之一。有二案，详原集。并景岳《小儿则》。薛氏治癫痫，多从补例。紫河车丸，治胎惊亦然。发痧大势，自热起至收完，但诊其右手一指脉最喜浮洪；洪大有力，虽有别症，亦不为害。饥甚躁烦，未必尽由药误。疹迟腹痛，勿言伤食而用攻消；泻痢因伤于生冷格阳，莫以口疮疑桂附。服参、术、姜、桂，唇口生疮，易以附子，更咽肿，然喜极滚汤饮，

---

① 丸：原本误作“九”，今从药名改。

② 总赋：原本无此二字，今按文体上篇例加。

乃增附子钱半，及参、地、姜、桂、肉果之属，泻渐止而喉口亦痊。同上。肺热咳嗽脾虚不能食，先实脾益黄散而次泻肺泻白散；钱氏。胃虚中暑，不能分别水谷。当益胃则暑易祛。白术人参汤。程氏。搐由肝热，泻青丸、导赤散。钱氏。或主脾虚。脾受风扰，故四肢发搐，宜独参汤。汪石山。露睛由肝肺之相胜，肢冷属木土之不和。木气乘脾。钱氏。搐发百日之中，真者内生惊痫发频必死；不过三两次。假者由风冷外伤，口中气出必热，虽频发不妨。朱砂新汲水磨涂五心可止。同上。胎惊生下即病宜服河车，见上薛氏。胎晕大补气血而已。《名医类案》。胎痫痰喘、上视、身反张、啼声不出轻可治而重难痊，曾氏。潮热按五行如寅卯辰时潮热发搐者，此肝旺也。余仿此而勿过泥。钱氏、薛氏，俱按时论治，而景岳则谓病变不测，此说亦难拘。惊搐热症居多，误治遽用蚕、蝎、乌、附之属使成坏病，导赤散加味防风、薄荷、山栀、麦冬，《准绳》注极言其效是良方，二枳实、壳参甘止四味名宽气饮亦近理。曾氏云：治搐以宽气为主：气顺则搐止。术附子姜枣甘草，名术附汤。慢脾圣药；薛氏。人参竹沥，虚痉通方。痉比痫为虚多，是气虚有痰兼火，用此治之，不用风药。丹溪。钩藤散佐异功散，主慢惊而木来侮土；薛氏。泻青丸同六味丸，治肝有风而身强直反张。钱氏。平血脉而顺气豁痰，通行心经。定痫最妥；仁斋。熄风火而清肝滋肾，止痉弥良。薛氏。尿涩属阴虚，治用地黄汤送滋肾丸；摇头或弄舌，药加金线重楼。

一名草①河车，一名蚤休，钱氏方名白甘遂。肥儿丸黄连、芜荑、神曲、麦芽等分，水丸。愈肝疳而目生白翳晡热羸瘦：泻黄散治吐舌而良久不收。薛氏。香脯散炙猪肉醮腻粉疗噤口而痢频，金液丹救吐利剧而气已绝。服之得活者数人。《儿科准绳》。吐衄流血，自属阳浮；因积热所致，亦间有虚寒症。曾氏。盗汗晡潮，亦由食积。曾氏曰：小儿无疾，盗汗如水，此名积症，盗汗由脾冷所致，宜先消后补。又《脉经》云：小肠有宿食，常暮发热，明日复止。盘肠内钓，腹痛曲腰，干哭无泪，面青白，唇黑肢冷。淋洗先用葱汤；熨脐腹间，次用木香磨汁滚数沸，调乳香、没药末，只一服效。曾氏。撮口脐风，面青，吐白沫，须看牙龈有水泡如粟，以银针挑破，出脓血少许即愈。救急无如艾灼脐下。《治法汇》。重舌宜刺之令出血须掺炒蒲黄，不过三次愈。汤氏。胎热症宜行酿乳法。泽泻、猪苓、赤茯苓、花粉、生地、茵陈、甘草煎。食后捏去旧乳，却服。遗尿日间频数咬牙，肾弱乃其素禀；地黄丸加鹿茸。颈瘿项核，耳前后至缺盆，筋结小核如贯珠，隐于肌肉之间，此禀母之肝火为患本于先天。九味肥儿丸：胡连、黄连、木香、龙胆、芜荑、雷丸、鹤虱等分，粟米饭丸，方中尚有麝香。注云不用尤效。薛氏。鹤节肌瘦骨露，如鹤之足，乃肾虚不生骨髓多宜填补，地黄丸加鹿茸、牛膝。汤氏。龟胸由风邪所乘，或痰凝肺热之故却利通宣。大黄治肺热膈满，大黄、天冬、百合、杏仁、木通、桑皮、甜葶苈、石膏，蜜丸。薛氏。龟背由客风吹脊入髓所致每成痼疾，灸法十救一二亦少十全。

---

① 草：原本误作“紫”，今改。

五硬仰头取气，难以动摇，气壅作痛，连于胸膈，手足心冷而硬由阳气之不营于四末，独阴无阳，故难治。补脾平肝是急；六君子加姜、桂、升、柴，仍参急慢惊风门治之。五软由脏真之本怯，头软、项软、手足软、肌肉软、口软为五软。滋肾地黄丸益胃补中益气汤为先。并同上。苏合丸灌中恶而卒死，卒然心腹刺痛，闷乱欲死。巢氏。龙胆汤胆草、柴胡、黄芩、桔梗、钩藤、炙草、茯苓、芍药、大黄、蜣螂，为散煎服救客忤而似痫。吐利腹痛，面变五色，状如发痫，但眼不上插耳。同上。至于胎毒发丹，赤游风火焰丹，并由伏热使然，解毒更须针砭，否则涂药防危，概砭应虞致变，治此症用砭法，必势危气壮血实者始宜之。否则不得概用。若度其势，必展引咽颈腹心阴尻诸虚处，可先涂药以护之，仍砭其引头所向，微出恶血以泄其毒。右并详《准绳》儿科。

附：集中备检方诀

已见汪氏《汤头歌括》，及条下已注，或品味简少，方名中已全具者，概不复赘。

伤　寒　门

生地黄连汤，黄芩山栀四物汤防风。

黄连鸡子黄汤，阿胶黄芩芍药襄。

越婢汤麻黄甘草，石膏共枣姜。

破阴丹用硫黄、水银制，融入青皮陈皮共细研。详《医方集解》。

滋肾丸知母、黄柏各二两，微加肉桂和一钱。

大半夏汤人参白蜜，食入即吐反胃是良方。

牛蒡根散防风甘草，牛膝南星芍药和。

黑奴[1]丸麻黄、小麦奴、黄芩釜底煤突墨，梁上尘同芒硝大黄。详《伤寒节要》[2]

右归饮杜仲枸杞甘草攒，八味丸偏除茯泻丹。

地黄丸加肉桂名七味丸，五味子增为都气丸。再加附子名附都气丸。

黑膏生地四两猪脂一斤、淡豆豉半斤，煎汁微加雄黄五分麝香一分和。

紫雪一黄金凡五石，寒水石、石膏、滑石、磁石、硝石四香沉香、木香、丁香、麝香二角犀角、羚羊角。甘草升麻元参，朴硝还共辰砂合，治斑[3]狂热毒与小儿惊痫。冷水调，每服一二钱。详《医方集解》。

猪肤汤白粉白蜜，喉痛少阴方。

阳毒升麻汤元参射干鼠粘子，黄芩黄连犀黛与人参甘草。

阴毒甘草汤人参桂枝，川椒附子升麻、当归鳖甲干姜。

当归二钱补血汤先补气，五倍黄芪一两参妙义。

升阳解表汤羌活防风葛根，枳壳、厚朴柴胡升麻、半夏

---

① 黑奴丸，见于《肘后方》卷二，方药同。

② 《伤寒节要》：未详待考。

③ 斑：原本误作“班”，今从文义改。

草陈皮。

柴胡百合合人参，知母黄芩甘草、生地陈皮，茯神、白芍枣姜搥鳖甲，伤寒百合病效如神。

柴胡鳖甲饮坏病方，升麻甘草、乌梅生地麦冬襄。

杂 证 门

滋肾生肝饮六味地黄丸料全，柴胡、当归白术五味甘草同煎。

疏肝益肾汤补肝方，六味汤中柴胡、白芍藏。

人参固本丸肺劳方，天麦门冬二生熟地黄。

决津煎用当归泽泻，乌药熟地黄肉桂牛膝也，血虚经滞须此排，或益香附陈皮治气虚经滞者。

中 风 门

虎潜丸是补阴方，知母、黄柏当归陈皮、白芍熟地黄，龟板虎胫骨琐阳牛膝共，羯羊①肉酒煮捣烂丸，冬加干姜一两。虚羸骨痿此为良。又丹溪补阴丸，即此方。

还少丹兮熟地黄，山药山萸肉牛膝杜仲小茴香，楮实巴戟天、远志五味石菖蒲、肉苁蓉、枸杞，水火平调百症康。丹溪去楮实，名滋阴大补丸。

酸枣仁汤茯苓，川芎知母甘草。

---

① 羯羊：原本作“竭羊”，系误。故改。此指公羊。

外台茯苓饮，枳实橘皮、白术人参生姜。

固表玉屏风散，黄芪防风少用白术同。

至宝丹中雄黄玳瑁犀角，朱砂琥珀麝香冰片兮，牛黄水安息香金银箔，宣窍清心效最奇。

万氏牛黄清心丸，黄芩黄连栀子郁金辰砂攒。

天王①补心丹生地黄，酸枣仁柏子仁远志五味当归，二天麦冬桔梗三参人参、元参、丹参茯神，专治怔忡与健忘。此方在肝风症条。

肝风门

孔圣枕中丹，龟板龙骨、石菖蒲、远志丸。

金铃子散延胡索，等分每服三钱用酒调。水煎亦可。

进退黄连汤本喻氏，进法连姜参不制，退法去桂枝连减半，或加肉桂五分如法治。黄连姜汁炒，干姜炮，人参人乳拌蒸，同半夏各一钱半，桂枝一钱，加枣煎。

治中汤即理中汤，青皮陈皮加入共成方。

安胃丸乌梅川椒附子、干姜，桂枝黄连黄柏白芍人参襄，青皮陈皮协金铃子，再用椒梅煎汤水法丸良。

异功散加白芍，方名戊己汤。兼治肝脾。芍加左金丸内，名同治各详。亦名戊己汤，治肝病为多。

① 王：原本误作“黄”，今从方名改。

虚 劳 门

三才封髓丹①天冬、熟地人参，黄柏砂仁炙草均。方在遗精条。三才汤止前三味，理肺虚劳咳嗽频。

大造丸用紫河车，黄柏人参生地加，牛膝杜仲二冬败龟板，虚劳嗽热免咨嗟。

天真丸用精羊肉，归身苁蓉山药天冬簇，再入人参黄芪白术丸，制法精良喻氏云尔亡血服。

斑龙丸用菟丝子，鹿角胶霜柏子仁是，熟地黄猪脊髓蜜丸之，却病延年真可恃。

脾肾双补丸山萸肉，菟丝子五味子橘红砂仁，补骨脂肉豆蔻车前子，山药人参莲子巴戟天。

旋复花汤凡三味，新绛青葱同一匕。

（附：朱雀丸：治心肾不交，怔忡悸恐。沉香五钱，茯苓二两，蜜丸，参汤下。

交泰丸：治同上。黄连一两，肉桂一钱，蜜丸，淡盐汤下。）

吐 血 门

千金苇茎汤，瓜瓣苡仁桃仁邦。

金刚丸兮菟丝子，杜仲苁蓉萆薢比。四斤丸用附子天冬苁蓉，虎骨木瓜牛膝是。

麦门冬汤用半夏，人参甘草大枣梗米亚。

---

① 丹：原本为大字，今按文义改为小字夹注。

花蕊石散煅研如粉，童便男调女醋和。一方有硫黄。

衄 血 门

玉女煎兮用知母，熟地石膏麦冬牛膝偶。

便 血 门

驻车丸四味，阿胶归干姜黄连是。

黑地黄丸用苍术，五味干姜同捣入。

五仁丸用火麻仁，郁李仁松子仁桃仁柏子仁匀。

肿 胀 门

苏合香丸用七香，丁香沉香麝香木香、安息香薰陆香襄，乌犀角白术同香附，蜡匮朱砂为衣效最良。详类方。

金液丹用硫黄制，沉寒阴症并治小儿 慢惊方。

积 聚 门

下焦蓄血抵当汤，水蛭虻虫桃仁大黄，此方险峻难轻用，又有丸方代抵当丸，桃仁、大黄生地元明粉，归尾穿山甲肉桂邦。

十枣汤用十枚枣，甘遂大戟芫花炒。又有丹溪小胃丹，大黄黄柏两般找。右三方并详《医方集解》。

噎膈门

左归饮山药与山茱萸，熟地甘草、茯苓枸杞须。

呕吐门

麦门冬汤治漏气，芦根竹茹萎蕤合四君子。

人参汤治走哺用知母、黄芩白术，陈皮茯苓、山栀竹茹芦根石膏萎蕤。

便秘门

更衣丸用朱砂五钱，芦荟七钱好酒和丸。

来复丹元精石，硝石硫黄、五灵脂二青陈皮。详《医方集解》。

燥门

琼玉膏生地，人参白蜜茯苓，臞仙加二味，沉香、琥珀共和匀。

瘟疫门

达原饮用草果槟榔、厚朴，知母、白芍黄芩甘草属。详吴氏《温疫论》。

百顺丸牙皂角一两六钱，大黄一斤十倍之。详景岳《新方攻阵》。

瘅　门

茵陈四逆汤，附子草干姜。

浚川散亦作丸用大黄黑牵牛，甘遂郁李仁芒硝轻粉投。详《医方集解》。

疟　门

鳖甲煎丸三八二十四味，柴胡、黄芩桂枝芍药丹皮、大黄比，人参干姜半夏厚朴石苇葶苈、阿胶，瞿麦紫葳桃仁、赤硝乌扇次，䗪虫蜂窠鼠妇与蜣螂，清酒煅灶下灰疟母饵。详《金匮》方。

救逆汤干姜桂枝，牡蛎龙骨、蜀漆枣甘草。

痢　门

胃关煎熟地、白术，山药扁豆、甘草炮姜吴萸。

少阴便脓血桃花汤，赤石脂粳米共干姜。

羊脂煎用黄连白蜡，酢蜜乌梅乱发灰。详《千金方》。

泄　泻　门

四柱饮：人参茯苓木香附子，六柱饮还加肉豆蔻诃子。

理中汤入黄连茯苓，寒暑兼伤暑热生冷两伤连理汤。

痿　门

调元健步丸：枸杞当归苍术，黄柏陈皮、五加皮续断泽泻防己，白术白芍木瓜牛膝甘草，阴虚血少此为良。又东垣健步丸纯用清利，故舍彼录此。

（脚气条妇女脚痛如锥，用健步丸，方详《名医类案》，与此不同。）

痹　门

木防己汤人参桂枝，石膏四味共煎之。

痉　厥　门

玉烛散中川芎生地赤芍，归稍甘草与芒硝大黄。

癫　痫　门

火炎心热二阴煎，生地木通元参茯苓、甘草黄连，酸枣仁麦冬加灯草，惊狂烦热总能捐。

五痫丸用真珠子，铅汞水银朱砂雄黄炼蜜和。

朱砂安神丸，黄连生地甘草当归攒。

遂心丹用甘遂，猪心血共丸。

服蛮煎用陈皮丹皮茯神，生地麦冬、石菖蒲石斛白芍木通。

胃　痛　门

失笑散五灵脂，蒲黄血痛施。

升阳除湿汤，羌活独活与藁本防风，当归黄芪升麻蔓荆子、甘草，九味再加苍术。

遗　精　门

二至百补丸地黄黄精，知母、五味人参黄芪芡实茯苓、金樱子，二鹿角、角霜二天、麦冬牛膝楮实，山茱萸山药龙眼菟丝增。详《指南》集方。

固精丸用牡蛎菟丝，韭子、五味桑螵蛸龙骨茯苓、白石脂。

猪肚丸三品，苦参白术牡蛎同。

神芎丸用三黄黄芩、黄连、大黄丑黑牵牛，滑石川芎与薄荷。

淋　浊　门

威喜丸黄蜡，猪苓与茯苓。

痰　饮　门

川芎细辛汤白芷，甘草蔓荆子防风。

肺　痹　门

三物白散用贝母，桔梗巴霜三味偶。详《伤寒》方。

三　消　门

七味白术散四君子汤，葛根藿香木香生津饵。

火府丹生地，黄芩共木通。

肿　胀　门

小温中丸白术二陈汤，神曲香附针砂黄连苦参。详《指南》集方。

禹余粮丸蛇含石，羌活、川芎白蔻木香、山棱蓬术、白蒺藜，大茴牛膝青皮陈皮、肉桂附子姜炮，当归还共针砂入。大针砂丸即此方，服此须教忌盐食。详《指南》集方。

活络丹兮川乌草乌，地龙乳香没药胆星和。

神保丸川椒巴豆，木香干蝎和。

控涎丹甘遂大戟，白芥子共为丸。

玉壶丹用好硫黄，制法精详属异方。详《指南》集方。

草豆蔻丸黄芩半夏白术，青皮陈皮麦芽、神曲枳壳、干姜炒盐。

臂　痛　门

指迷茯苓丸：神曲枳实风化硝，姜汁和丸臂痛疗。

腰　痛　门

调肝散：半夏甘草川芎当归肉桂，细辛牛膝木瓜菖蒲酸枣仁。

沉香降气汤砂仁甘草、香附，少许盐调腰痛方。

坎离丸四物汤，加知母、黄柏共成方。

透冰丹用大黄山栀，二茯苓神威灵仙、蔓荆子、白芷益智施，川乌天麻麝香、香墨仙灵脾合，治一切风毒攻冲奏效奇。

目　疾　门

羊肝丸共黄连制，气虚益参芪血虚加芍归。

牙　症　门

羌活附子汤，升麻、黄芪白芷柏黄柏防风，苍术佛耳草麻黄、天虫甘草，风寒入脑良。

舌　病　门

古方黑锡丹，硫黄与黑铅。景岳类方黑锡丹，共十二味。

女　科　门

回生丹具八珍汤，全方。延胡索橘皮桃仁蒲黄乌药、香附苍术，地榆牛膝青皮良姜、山棱二木香、瓜，山萸乳香没药益母、五灵脂羌活，马鞭草共秋葵子，制法如方细较量。详《指南》集方。

（回生丹尚有黑豆、大黄、红花、苏木、米醋等熬膏，入后诸药末。）

震灵丹禹余粮、赤石脂紫石英代赭石，乳香没药朱砂、五灵糯饭丸。

乌鲗鱼骨丸，藘茹即茜草根雀卵搏。鲍鱼汤下。

琥珀黑龙丹，当归川芎良姜、熟地攒，五灵脂硫黄、百草霜乳香、花蕊，煅制归、地、芎、良、灵五味，盐泥固煅，余为末醋糊丸。

葱白丸兮四物汤全，三棱蓬术麦芽、神曲厚朴青皮联，大茴香、茯苓肉桂木香川楝子，枳壳干姜共细研。葱白汁丸。

乌鸡煎丸蛇床子，二果肉果、草果二乌川乌、乌药三术白术、苍术、蓬术齿，熟地白芍人参黄芪肉桂附子红花，陈皮延胡索丹皮、琥珀木香是，海桐皮共贮煮鸡研，右药为末，纳乌鸡肚内，好酒煮干，去鸡骨，同药炒研。白蜜和丸随症用汤引服饵。右五方并详《指南》集方。

（总赋篇有五加皮散，考方书未见，惟《本草纲目》附载《局方》① 油煎散，治妇人血风劳，用五加皮、牡丹皮、赤芍、当归各一两，为末，水一盏，药一钱，以青钱一文蘸油入药，煎七分温服，疑即此方。）

幼　　科

肺寒喘嗽华盖散，麻黄苏子杏仁、甘草橘红、赤茯苓桑白皮。

喘家三拗汤，甘草杏仁麻黄。

---

① 《局方》：全名《和济局方》，又名《太平惠民和济局方》，为宋·太医局编。

钱氏益黄散，青皮陈皮诃子、甘草丁香。

薛氏河车丸，人参当归三味参。

钩藤饮子治慢惊，蝉蜕防风、殭蚕全蝎射干人参，川芎甘草天麻生姜引服，虚寒温补更宜斟。六君子加姜、附。

右所撰方诀，不过取便记忆，其各方分两制法，未及详注，须再检各种方书，其中险峻之方，尤宜详审，不可率臆妄用。

补　　遗

便　血　门

平胃地榆汤平胃散全，四君子汤归芎葛根升麻联，干姜神曲同香附，阴结流红服此痊。

理阴煎[①]熟地炙草当归干姜，寒甚还加肉桂襄。六味回阳饮参再益，阴阳虚脱是良方。

便　秘　门

养正丹用水银朱砂，黑锡硫黄等分须。详景岳类方。

---

① 理阴煎：原本在后面调经门之后，又一便血门载此方，今移并于此。

臂　痛　门

防风汤麦冬、甘草，川芎黄芩人参共研。为末调服。注云：主治鼻渊脑热，浊涕不止，与臂痛似不相涉。此方本《宣明》，姑录俟考。当别是一方。今考正：

防风汤二活，芍药共荆甘。

燥　症　门

清燥救肺汤桑叶枇杷叶，杏仁麦冬、人参石膏阿胶甘草胡麻。

女科热入血室门

牛黄膏用丹皮朱砂郁金，冰片生甘草蜜炼丸。详《指南》集方。

调　经　门

大补丸黄柏，盐酒炒褐色。粥丸治阴火炽盛方，血虚煎四物汤送下，气弱四君子汤送下。

三　消　门

大补元煎当归熟地人参，枸杞山茱萸山药杜仲甘草伦。

竹叶黄芪汤，石膏黄芩川芎白芍当归，生地麦冬人参甘草协，治暑烦热渴是良方。

子和桂苓甘露饮，七味白术散、四君子加藿香、木香、干葛三石全滑石、石膏、寒水石，再加泽泻和官桂，脉虚口渴暑烦宜。生津甘露饮未见俟考。（生津甘露饮，方本东垣，品味繁杂，喻氏非之。）

黄芪汤用二天麦冬人参，白芍五味茯苓甘草、乌梅熟地并。加姜、枣。按《临证指南》案论有黄芪汤，当是此方。（又《宣明》黄芪汤，用生脉散加黄芪、熟地、枸杞、桑白皮，云治肺消。）

呃　门

胃冷须投温胃饮，白术人参陈皮扁豆炙草干姜当归。

归气饮中茯苓熟地，丁香陈皮、扁豆藿香、炙草炮姜。

大补阴丸知母、黄柏龟板，熟地黄猪脊髓蜜丸之。

泄　泻　门

六一散加红曲名清六丸，若益干姜名温六丸。

痉　厥　门

附子粳米汤，大枣半夏甘草帮。

癫　痫　门

癫狂一醉膏，香油酒共调。详《治法汇》。

宁志膏人参枣仁，朱砂滴乳香。蜜丸。

河车丸，已见前幼科。

脚　气　门

五皮五子散即五皮饮，三子苏子、莱菔子、白芥子还同葶苈子杏子施。

煨肾散用猪腰切，杜仲川椒盐湿纸裹煨。内用薄荷叶包。

附：《医级》摘要方诀并出《医级》类方

血　症　门

生津汤四物汤去川芎，二天麦冬花粉共桃仁红花。此方本治经闭，亦治吐血。

阿胶丸用治肠风，赤茯苓黄连等分镕。胶为丸。按《医级》以此方治肺伤久嗽失血，与上生津一方，殆俱属移治之法。

人参蛤蚧散：甘草茯苓知母，甜杏仁贝母桑皮劳嗽久咳失血宜。

冲和灵宝饮柴胡羌活，白芷葛根、细辛川芎生地防风，甘草石膏黄芩医两感，煨姜黑豆枣同尝。董氏谓外感失血，多由寒热相激，古方麻桂难用，以此方加减治之为稳。

遗　精　门

分清饮用木通猪苓茯苓，枳壳、厚朴车前栀子泽泻苡仁。

尿 血 门

归圆酒当归、桂圆用黄芪香附，续断忍冬藤甘草蒸。酒服。

蒲茸散用鹿茸蒲黄，当归生地冬葵子蜜炼和。亦名蒲茸丸，治尿血日夜不止而不痛者。

七正散用车前、茯苓萹蓄，龙胆木通栀子甘草梢。

血淋方兮知母、黄柏牛膝，麦冬泽泻山栀生地粥丸。

脾 胃 门

大小和中饮，陈皮、茯苓厚朴甘草山楂，扁豆生姜右七味名小和中饮麦芽枳实、泽泻，大者更加砂仁。大和中饮止陈皮、枳实、山楂、砂仁、厚朴、麦芽、泽泻七味，治脾胃不和。

痰 饮 门

金水六君煎，二陈汤、当归熟地联。

痹 门

青娥丸杜仲，破故纸桃核研。

辟恶启脾丸，苍藿苍术、藿香二陈汤四味攒，白术砂仁、白蒺藜神曲香附，绿矾皂角、红枣膏抟。

针砂五果丸，莲子芡实、胡桃与桂圆，绿矾和杏子，大枣共和研。

化积丸三物，大黄黑丑槟榔。

温脏丸：人参茯苓当归白芍白术，川椒干姜槟榔榧子使君子、吴萸。检《医级》类方，止载此方，无蔻连温脏丸。

治湿二妙散，苍术柏皮赞。

疟　　门

木贼煎苍术、厚朴，槟榔半夏青皮。治疟、痎，形气壮实多湿痰者，宜用此方越之。

人参清肌散四君子汤，当归白芍柴胡半夏葛根、生姜。

休疟饮：人参当归首乌白术甘草，阴阳水煎露一宿服佳。

钩藤、全蝎煎用柴胡、当归甘草，芍药黄芩木通陈皮薄荷。治疟、痎。

痢　　门

太乙炼雄黄一斤，水煎七次丹，菖蒲一两六钱什一参。水法，每服五分，白汤下。

约营煎兮生地白芍甘草，地榆续断、黄芩槐花荆芥炒黑乌梅。

消瘀五黑散，生地白术荆芥蒲黄栀子。各炒成炭，水煎，和童便一杯服。

十灰散藕节、败棕百草霜另发，荆芥、侧柏蒲黄姜灰苎麻共茅根。

郁李仁汤当归生地枳实，大黄苍术皂角仁泽泻、秦艽麻仁。

暑　　门

正柴胡饮防风白芍，陈皮、甘草生姜治感邪。

五柴胡饮当归熟地，白术白芍甘草陈皮七味方。

补阴益气煎：熟地当归人参，炙草升麻柴胡山药陈皮。

孤阳上格镇阴煎，桂附牛膝、炙甘草、熟地泽泻联。本集衄血门已用此方。

柴归饮甘草白芍，荆芥五般和。

斑　疹　门

透邪煎用荆防芍，归草升柴七味同。赋中有疏邪煎，检类方无之，当即此方。

犀角散用羚羊角翘连翘桔梗，生地丹皮赤芍甘草。

痓　厥　门

小营煎性最平和，熟地当归甘草、白芍枸杞罗。

胁　痛　门

淬铁饮用铁称锤，煎汤代水煎药镇肝逆。一名烧锤饮，一名铁烙饮。

脚　气　门

五淋散栀子芍药、甘草，赤茯苓共当归。赋中通淋散，检类方亦无之，未知即此方否也。

（续考通淋散，乃牛膝五钱，麝香五厘，水煎调麝服。）

鸡鸣散用槟榔苏叶桔梗，橘红木瓜吴萸生姜共煎。

疝　　门

三层茴香丸，南沙参、川楝子木香，第二料槟榔荜拨增，加入前方。三方第三料再益茯苓附子，久疝良方效最神。

导水茯苓汤，槟榔、紫苏泽泻麦冬桑皮，白①术砂仁陈皮木瓜、香，灯草大腹皮襄。

右共一百七十六方②。

---

① 白：原本作小字夹注，今从文体改为正文。

② 实共一百八十六方。

《中医经典文库》书目

一、基础篇

《内经知要》
《难经本义》
《伤寒贯珠集》
《伤寒来苏集》
《伤寒明理论》
《类证活人书》
《经方实验录》
《金匮要略心典》
《金匮方论衍义》
《温热经纬》
《温疫论》
《时病论》
《疫疹一得》
《伤寒温疫条辨》
《广温疫论》
《六因条辨》
《随息居重订霍乱论》
《濒湖脉学》
《诊家正眼》
《脉经》
《四诊抉微》
《察舌辨症新法》
《三指禅》
《脉贯》
《苍生司命》
《金匮要略广注》
《古今名医汇粹》
《医法圆通》

二、方药篇

《珍珠囊》
《珍珠囊补遗药性赋》
《本草备要》
《神农本草经》
《雷公炮炙论》
《本草纲目拾遗》
《汤液本草》
《本草经集注》
《药性赋白话解》
《药性歌括四百味》
《医方集解》
《汤头歌诀》
《济生方》
《医方考》
《世医得效方》
《串雅全书》
《肘后备急方》
《太平惠民和剂局方》
《普济本事方》
《古今名医方论》
《绛雪园古方选注》
《太医院秘藏丸散膏丹方剂》
《明清验方三百种》
《本草崇原》
《经方例释》
《经验良方全集》
《本经逢原》
《得配本草》
《鲁府禁方》
《雷公炮制药性解》
《本草新编》
《成方便读》
《药鉴》
《本草求真》
《医方选要》

三、临床篇

《脾胃论》
《血证论》
《素问玄机原病式》
《黄帝素问宣明论方》
《兰室秘藏》
《金匮翼》
《内外伤辨惑论》
《傅青主男科》
《症因脉治》
《理虚元鉴》
《医醇賸义》
《中风斠诠》
《阴证略例》
《素问病机气宜保命集》
《金匮钩玄》
《张聿青医案》
《洞天奥旨》
《外科精要》
《外科正宗》
《外科证治全生集》
《外治寿世方》
《外科选要》
《疡科心得集》
《伤科补要》
《刘涓子鬼遗方》
《外科理例》

《绛雪丹书》
《理瀹骈文》
《正体类要》
《仙授理伤续断方》
《妇人大全良方》
《济阴纲目》
《女科要旨》
《妇科玉尺》
《傅青主女科》
《陈素庵妇科补解》
《女科百问》
《女科经纶》
《小儿药证直诀》
《幼科发挥》
《幼科释谜》
《幼幼集成》
《颅囟经》
《活幼心书》
《审视瑶函》
《银海精微》
《秘传眼科龙木论》
《重楼玉钥》
《针灸大成》
《子午流注针经》
《针灸聚英》
《针灸甲乙经》
《证治针经》
《勉学堂针灸集成》
《厘正按摩要术》
《饮膳正要》
《遵生八笺》
《老老恒言》
《明医指掌》
《医学从众录》
《读医随笔》
《医灯续焰》
《急救广生集》

四、医论医话医案

《格致余论》
《临证指南医案》
《医学读书记》
《寓意草》
《医旨绪余》
《清代名医医案精华》
《局方发挥》
《医贯》
《医学源流论》
《古今医案按》
《医学真传》
《医经溯洄集》
《冷庐医话》
《西溪书屋夜话录》
《医学正传》
《三因极一病证方论》
《脉因证治》
《类证治裁》
《医碥》
《儒门事亲》
《卫生宝鉴》
《王孟英医案》
《齐氏医案》
《清代秘本医书四种》
《删补颐生微论》
《医理真传》
《王九峰医案》
《吴鞠通医案》
《柳选四家医案》

五、综合篇

《医学启源》
《医宗必读》
《医门法律》
《丹溪心法》
《秘传证治要诀及类方》
《万病回春》
《石室秘录》
《先醒斋医学广笔记》
《辨证录》
《兰台轨范》
《洁古家珍》
《此事难知》
《证治汇补》
《医林改错》
《古今医鉴》
《医学心悟》
《医学三字经》
《明医杂著》
《奉时旨要》
《医学答问》
《医学三信篇》
《医学研悦》
《医宗说约》
《不居集》
《吴中珍本医籍四种》